電気けいれん療法の実践的倫理

著
Jan-Otto Ottosson
Max Fink

訳・監訳
中村　満

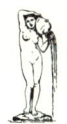

星和書店

Seiwa Shoten Publishers

2-5 Kamitakaido 1-Chome
Suginamiku Tokyo 168-0074, Japan

Ethics in Electroconvulsive Therapy

by

Jan-Otto Ottosson, M.D., Ph.D.
and
Max Fink, M.D.

*Translated from English
and supervised*

by

Mitsuru Nakamura, M.D.

English Edition Copyright © 2004 by Taylor & Francis Books, Inc.
Reproduced by permission of Brunner Routledge, Inc., part of the Taylor and Francis Group LLC, and Paterson Marsh Ltd. through Japan Uni Agency, Inc.
Japanese Edition Copyright © 2006 by Seiwa Shoten Publishers, Tokyo

序　文

　私たちはスウェーデンとアメリカという異なる医療システムの下で働いてきたが，臨床家，研究者，医学生や精神科医の教育者として，同様の責務を負ってきた。可能な限り，幅広い精神疾患の患者のために，エビデンスに基づいたケアと治療を行ってきた。そして，電気けいれん療法（electroconvulsive therapy: ECT）という効果的な治療に対する非合理的な応対を，私たちはしばしば見てきた。これは，患者や家族に限らず，医療専門家，さらには同僚の精神科医にまで及ぶことであった。施設によっては，ECT使用に対する反対があまりにも強く，法的規制に及ぶ政治的な反応まで引き起こすこともあった。時にはECTは非倫理的である，との烙印まで押された。ECTの効果と安全性の証拠があるにもかかわらず，ECTは十分には使用されてこなかった。その結果，患者，家族，そして医療費は不利益をこうむってきた。

　ECTは私たち共通の関心事であり，協力関係と友情を40年以上築いてきた。そして，ECTに対する非合理性，不快感，偏見が十分に排除されていない，という共通の思いを持ってきた。

　近代の生命医学倫理は，20世紀を通じて顕著であった人権侵害に対応して発展してきた。倫理への共感が，医療提供者の指針となる臨床研究や医療行為の規則制定につながってきた。行為規定に加えて，医学倫理学者はさまざまな医療行為の場面でどのような行為が望ましいか，分析する方法を発展させてきた。

　ECTに対して渦巻く論争を明らかにする目的で，私たちはここに，医療専門家，学生，そして公衆に対してECTの倫理の解説書を提供したい。精神疾患の高い発生率を考えれば，多くの読者が家族を含めて，ECTやその他賛否両論のある治療法を勧められる状況に直面することがあるかもしれな

い.ECTの倫理の考察はすべての医学的治療に幅広く適用される.

　ここに，New YorkのAlfred M. Freedman, M.D., Norton Spritz, M.D., J.D., そしてGeorge Zimmar, PhD，オーストラリアのJohn Little, M.D.のアドバイス，初期段階の原稿を読んでくれたカナダのBarry Martin, M.D.に感謝したい．

Jan-Otto Ottosson
Max Fink

まえがき

　電気けいれん療法（electroconvulsive therapy: ECT，けいれん療法，電気ショック）は，重篤な精神疾患に対して有効な治療法がなかった1930年代に導入された。ECTは熱狂的に受け入れられ，幅広く適用され，特にうつ，躁，病的体験，統合失調症と躁うつ病の自殺リスクの治療に有効であると認識された。しかし，20年のうちに論争，偏見の的となり，厳しくその使用は制限された[111,113,116,214,239,363]。そして，新しい抗精神病薬に取って代わられたが，多くの精神疾患の治療に薬物療法が不十分であると分かるに従い，特にECTの技術の発展に伴い，即効性と副作用の少なさが魅力となり，ECTの使用が増加した[3,4,10,11,15,340,356]。

　70年以上もの経験により，ECTが特に病的体験のある大うつ病，さまざまな悪性緊張病，病的体験のある急性統合失調症，躁病，昏迷に有効であることは認識されている。ECTが最も効果的な救命措置になりうる病状もある[3,4,15,118,119,129,305]。このような広い効用は，ECTが旧式ですでに過去の治療法と考える多くの読者にとっては，驚きかもしれない。

　ECTの主な効果は，週に2，3回，4～12クール，時には20クールもの治療で引き起こされる大発作によるものである。各治療は全身麻酔，筋弛緩薬を用いて行われる。即効性に自殺リスクや昏迷を改善し，2週間以内に効果を見ることが多い。気分と病的体験の改善はその後すばやく続く。これらの効用は他の治療法に比べ，短時間で発現し，寛解率もより高い[3,4,15,402]。

　ECTの論争は，その効用に対するものではなく，不当なリスクと濫用を主張するものである。批判者は，ECTの健忘がとてもひどく，持続的で，患者の生活を障害するもので，治療禁止こそが唯一の安全な行為であると主張する[51,52,135,144,214]。批判者たちは，技術の発展により，ECTの記憶に対する悪影響はかなり改善され，その適応は，他の治療で効果が見られなかった患者

に限定されている，ということを考慮していない．実に，ECTは「最後の治療手段」として適用されているのだ．批判者たちは，ECTには明確な適用基準がある，ということも考慮していない[3,4,15,356]．議会や裁判所は，法規制によりECTへのアクセスを困難にし，ECTが適切な治療となりうる患者も拒絶する結果となっている．世間や専門家のECTへの反感が強過ぎて，臨床家がECTを治療法に考慮せず，ほとんど用いられない国もある．

　批判者は，意に反してECT治療を強制される，否定的な主体として，患者を捉えている．このような批判は，医療が権威主義的で，患者の自律性が重視されなかった時代の遺物である[37,162,320,363]．患者の自律性への対応は根本的に変わり，患者はますます自分の健康管理のあらゆる事項の決断をする権利を持つようになった．このような変化は，ECTに対する考え方にも影響した．現代の臨床現場では，患者の自律性を尊重して，治療同意のプロセスが図られる．基本的に，ECTは同意能力のある，自発的に同意ができる患者に行われる．同意は，公式に署名され，連署された書類に記録される．時に，緊急に救命措置を図る必要があり，ECTが最も適切な治療と見なされる際に，ECTは同意能力のない患者に，同意無しで行われることがある．このようなときには，すべての患者に効果的な治療を施す必要性を記した州法のもと，ECTは行われる[10,111]．

　倫理の考察は，終末期医療のガイドライン作りの発展に大きく寄与した．このECTへの倫理的なアプローチが，現在困難であるECTの使用に光明をさし，さらにはECTに対する無為な論争を軽減する結果となれば，幸いである．

目　次

序　文　　iii
まえがき　v
症例一覧　x

第1章　ECTに押された烙印 …………………………………1
　1　ECTの不適切な使用　　1
　2　抑制目的のECT　　5
　3　他の治療法との混同　　6
　4　治療の特性　　7
　5　イデオロギーの要因　　10
　6　経済要因　　13
　7　専門的見地からの反論　　14
　8　国による評価　　15
　9　要　約　　18

第2章　医の倫理原則 ……………………………………19
　1　主要な倫理原則　　19
　2　研究の倫理　　29
　3　要　約　　31

第3章　ECTに対する従来の倫理的アプローチ ………33
　1　インフォームド・コンセント　　34
　2　要　約　　50

第4章　善　行 ……………………………………………51
　1　うつ病性気分障害　　52
　2　精神病性うつ病　　57
　3　費用対効果　　59

4　自殺の危険　59
　　5　産後精神病　61
　　6　躁　病　62
　　7　統合失調症　62
　　8　悪性緊張病　64
　　9　パーキンソン障害　64
　　10　ECTの実践を最適化するには　64
　　11　要　約　70

第5章　無害性 …………………………………… 71
　　1　恐怖と不安　72
　　2　骨　折　72
　　3　自発的な発作　72
　　4　死　72
　　5　認知への影響　73
　　6　脳への損傷　79
　　7　要　約　82

第6章　自律性 …………………………………… 83
　　1　同意能力と合理性　83
　　2　要　約　89

第7章　正　義 …………………………………… 91
　　1　公平な機会の規範　91
　　2　各国におけるECTの利用状況　93
　　3　ECTを行わないという医療過誤　101
　　4　高齢者におけるECT使用に対する偏見　102
　　5　若年者におけるECTに対する偏見　104
　　6　知的障害の患者におけるECTに対する偏見　106
　　7　慢性精神疾患患者におけるECTに対する偏見　108
　　8　精神疾患に罹患した犯罪者という特別な状況　110
　　9　要　約　111

第8章　倫理原則のバランス　　　　　　　　　　　　　　113

　1　善行対無害性　　113
　2　善行対自律性の尊重－治療への非合理的拒否　　115
　3　善行対自律性の尊重－同意も拒否もないとき　　116
　4　ECTへの非合理的同意　　117
　5　善行対家族の拒否　　118
　6　善行対正義－医療の不平等　　119
　7　善行対正義－法的制限　　121
　8　善行対正義－法的障害　　122
　9　医療専門家に対する教育の倫理原則　　124
　10　要　約　　125

第9章　結　　論　　　　　　　　　　　　　　　　　　　127

　1　善　行　　127
　2　無害性　　128
　3　自律性の尊重　　129
　4　正　義　　130
　5　どのような立場をとるか　　131

文献　　133

訳者あとがき　　157

索引　　159

著者紹介　　164

症例一覧

インフォームド・コンセントー典型的な状況 ………………………… 35
混乱による同意能力の欠如 ……………………………………………… 37
非合理的拒否は尊重された ……………………………………………… 37
生命の危険－代替的な医学的判断 ……………………………………… 38
同意に関する官僚政治的な遅延 ………………………………………… 43
治療への法的な障害（1） ………………………………………………… 44
治療への法的な妨害（2） ………………………………………………… 44
ECTの個人的経験（1） …………………………………………………… 53
ECTの個人的経験（2） …………………………………………………… 55
ECTの個人的経験（3） …………………………………………………… 56
ECTの個人的経験（4） …………………………………………………… 56
産後精神病 ………………………………………………………………… 61
同意でない黙諾 …………………………………………………………… 86
緊張病における同意 ……………………………………………………… 88
ECTが行えない施設での治療の不成功 ………………………………… 94
ECTを行わないという医療過誤 ………………………………………… 102
内科疾患がある場合のECT ……………………………………………… 103
青年に対するECT ………………………………………………………… 105
知的障害に対するECT …………………………………………………… 107
慢性精神疾患に対するECT ……………………………………………… 108
犯罪者の精神障害に対するECT ………………………………………… 110
善行対無害性 ……………………………………………………………… 114
善行，自律性の尊重と代理同意 ………………………………………… 115
同意も拒否もないとき …………………………………………………… 116
非合理的同意 ……………………………………………………………… 117
善行対家族の拒否 ………………………………………………………… 118
善行対正義 ………………………………………………………………… 119
善行対正義－ECTの法的制限 …………………………………………… 121
善行対正義－ECTの法的障害 …………………………………………… 122

第1章
ECTに押された烙印

　電気けいれん療法（electroconvulsive therapy: ECT）に押された烙印には多くの根源があると考えられる。電気やけいれん発作への恐怖，精神科臨床自体に内在するイデオロギーの対立，時代遅れな医療体制，大衆の意見に従おうとする，善意であるけれども誤った願望などが関与しているだろう。多くの批判はECTが過剰に，そして不適切に行われているというものである。医師が患者やその家族と話し合い，ECTを勧めると，たくさんの不安が引き出され，最終的にはECTを拒否されることが多い。このような摩擦を避けるために，医師はECTよりも効果が低く，安全性も証明されていない治療方法までを含めて試行錯誤し，ECTを提案することを遅らせる。その結果，病気がより重篤となり，持続性となることさえある。

　不適切な使用という批判，治療の特性への不安，精神科に内在するイデオロギーの対立，そして経済的な要因が烙印を押す主な要因となっている。

1　ECTの不適切な使用

　化学物質によって誘発されるけいれん療法は，早発痴呆，今では広く統合失調症と呼ばれる疾患の患者に，1930年代に初めて用いられた。急性期の患者，特に緊張型の患者において速やかに著効したが，慢性統合失調症の患者における試験では良い成績は得られなかった。アルコール依存症，薬物依存，ヒステリー（転換性障害），不安状態など，他の疾患の患者には効果が見られず，強迫性障害患者では効果が一過性であった。このため，これらの疾患ではECTは適応とならなかった[10,111,197,350]。一方，しばしば致死的となる退行

期うつ病の患者には，ECTは非常に効果的であり，治療としてすぐに受け入れられるようになった[42,43,431]。悪性緊張病，精神症状を伴ううつ病，精神病症状を伴う躁病に対する効果ものちに認められ，初期の段階から頻繁にECTを治療として推奨されるようになった[3,4,15,118,119,129]。

新しい治療の適応を決めるにあたり，さまざまな状態像に対して治療を試すことは，決してECTにのみ行われることではない。新しい医学的発見においては，当たり前のことなのである。インスリンが糖尿病に対して効果的であると証明されてから，アヘン依存症の離脱症状から統合失調症に対してまで試用された。統合失調症に対しては，昏睡までに至らない量では反応せず，昏睡状態を起こす量までインスリンを増量した場合，時に有効であることがわかった。抗精神病薬に取って代わられるまで，20年間にわたりインスリン昏睡療法は精神病に対する治療として広く受け入れられていた[122]。他に目を向ければ，戦場での負傷による感染に対して試されたペニシリンの例がある。梅毒の患者に対する治験でペニシリンがスピロヘータに有効であると分かり，急性期および慢性期の梅毒の根絶につながった。致死的な合併症を引き起こしたにもかかわらず，これらの治験は必要不可欠なものであったと考えられている。

(1) ECTの過剰使用

ペニシリンの使用以前には，毒物であるヒ素やマラリアの間欠熱も梅毒の治療に用いられていた。48～96時間ごとに熱発するマラリア療法の成功は，医療における大きな前進と歓迎され，1927年のノーベル生理医学賞を受賞した。マラリア熱の頻度，そしてその成功がけいれん療法の最初の試行のモデルとされた[265]。症例数が増えるに従い，ECTにおいて他の治療頻度も試行されるようになった。週に2，3度のけいれんが有効ならば，毎日治療を行うとよいのではないかと考えられ，毎日もしくは1日2回の治療を行う退行ECT（regressive ECT）も試された。しかし従来の頻度よりも早く効果が見られることはなく，時に持続性となる重篤なもうろう状態を引き起こすことがあり，こうしたECTの方法は中止された[10,11,111,198]。

多重ECT（multiple monitored ECT）では，週に2，3回の施行パターンよりも高い効果を求めて，午前中1回の麻酔下で4～8回のけいれんを誘発した[39]。この重点療法により効果があった患者は少なく，むしろ多くの患者に重篤で

持続的なせん妄を引き起こした[6]。このため，この方法も中止された[10,11]。

　さまざまな治療用量を試行するのも医学的治療における常套手段である。神経遮断薬では高用量や超高用量までが試され，時には有効性も認められたが，現在はほとんど使われない[94,183,333]。悪性腫瘍における放射線治療と毒性のある化学療法も，効果と副作用の適切なバランスを見いだした好例である[406,411]。時に起こる重篤な副作用にもかかわらず，重篤な精神疾患における高用量の神経遮断薬が，悪性腫瘍に用いられる放射線治療や化学療法が，医師とその患者に受け入れられてきた。この2つの治療法に対して烙印が押されることはない。

(2) 強制入院との関連

　20世紀前半には，ほとんどの精神疾患の治療は大きな精神科病院で行われるようになった。すでに認められている医学的実践として，医師は自傷他害の恐れのある患者を強制入院させる権利があるとされた。このような法的手続きを要する治療は，多くの場合定員を超過し，スタッフも資金も足りず，管理もずさんな，国が支援している施設で行われることが多かった[91,162,182,304,363]。患者を強制入院させ，強制的治療を施行する権限は，市民を保護する国家権力に基づくものであった。しかし，規制はゆるく，権利の濫用という訴えも多かった。高熱療法，持続睡眠療法，インスリン昏睡療法，けいれん療法，ロボトミーのような複雑な治療法の導入は，公立施設の看護師や助手，医師に大きな負担をもたらした。患者はしばしば他患や専門スタッフを攻撃したり，施設を破壊したり，壁や床をはがしたり，放火したりした。クロルプロマジンや他の抗精神病薬の有効性を示すエビデンスの最も初期のものは，他患やスタッフへ暴力を働いたり，窓を割ったり，放火をする患者の鎮静に用いられたことによるものである[197,350]。

　乱暴な患者を管理するために，保護室の過剰使用，身体拘束，冷・熱風呂を過剰に用いた様子は，しばしば新聞紙上に公表された。そのような管理方法や侵襲的な治療は，医療スタッフの指示により行われ，個別の同意を必要としなかった[49,91,162]。実際，精神病院への入院は，必要な治療が行われるということによって正当化されていた。虐待への批判が広く言われるようになっていたにもかかわらず，医師はヒポクラテスの誓いの原則にのっとり，患者の利益のために尽くす医師であるみなされ，強制入院や強制的治療は許され

ていた。

　しかし20世紀後半になると，2つの世界大戦も終わり，ベトナムにおけるアメリカ人の行動に対する論争も持ち上がり，一般市民は公然と国民に強制力を発揮する国の権力について論じるようになった。論点の1つとなったのが，宣戦布告なしの不法な戦争への強制徴兵であった。さらなる国への挑戦は，国が危険と見なした行動をとる個人に対して権力を有しているのかという問題にも広がり，強制入院させる権利があるのかという論争も引き起こした。ソビエト連邦や中国での，反体制派を投獄したり，精神科治療を強制する様子が報じられるにつれ，アメリカでも同様の権力が濫用されているのではないか，という論争が持ち上がった。報道家たちは精神病の概念そのものを論じ，強制入院下の患者たちにとって医師たちは，全体主義国家の医師と何ら変わらぬ行動をとる国の代理人であると論じられた[381-384]。これらの議論によって，医師たちの強制入院をさせる権力を制限するよう政府へ働きかけ，21世紀初頭には多くの国で，精神疾患患者の強制入院が厳しく制限されるようになった。

　これと同時に，一部の批判家たちはECT，ロボトミー，抗精神病薬を侵襲的で脳にダメージを与えるものだと考えていたため，これらの治療法を制限，禁止するよう政府へ要求した。ロボトミーの研究は禁止されはしたものの，その頃にはロボトミーはすでに抗精神病薬にその立場を取って代わられ衰退していたため，大きな問題とはならなかった[407,408]。インスリン昏睡療法に関しては，薬物療法のほうが簡便で安全であり，ほぼ同等の効果が得られたために中止された。しかし，ECTはうつ病の治療に関して，薬物療法よりも有効であるという研究結果が示されていたにもかかわらず，多くの病院や研究施設においてECTから薬物療法への興味へと代わっていった。

　薬物療法は，重篤な精神疾患の症状をせいぜい減少させるだけで，無気力で衰弱した状態が持続することも多かった。1970年代までには症状精神病の増加もあり，臨床家はECTを再度治療に用いたいと要求した。しかし，国家権力へ対抗する風潮の中で，多くの議会がECTの施行に対し，年齢や（最終手段の治療法としての）適応を厳しく制限し，制約同意を要求するようになった[10,113,363]。ECTのイメージは，強制入院に伴う侵襲的な治療法として，非常に悪いものとなった。

(3) プライバシーの軽視

多くの精神科病院の黎明期では，治療が行われる際に患者が尊重されることはなかった。患者は衣服もまとわず，失禁をしてもそのままの状態で何時間も放置されることが多かった。すべての行動は大きな遮蔽のない病棟で行われ，抑制，叫び声，暴力行為を誰もが見聞きした。この混乱の光景の中で，同じ仕切りのない病棟で治療が行われ，プライバシーが尊重されることはほとんどなかった。

このような状況の中で，はじめの頃，ECTは持ち運べる装置を用いて行われた。制止が困難な過活動で大声を上げる患者では，スクリーンで隠すことさえなく，患者のベッドの上でECTが行われた。他の患者は何が行われているのかを見聞きせざるを得なかった。これらの不快な経験が友人や家族や親戚に広まり，ECTが野蛮な治療であるというイメージを植えつけた。これらは報道されて広まり，まもなく精神科医療を報じる映画やテレビにおける標準的な描写となった[148]。

ECTのみが濫用されていたわけではない。四肢抑制や濡れたシーツによる抑制，隔離室という不快で劣悪な環境にいる患者を他の患者や面会者が見ることが許されていた。ロボトミーのあとには，患者は呆然とした状態で，眼の周りを新たに出血させながら，病棟に戻ってきた[54,142,407,408]。インスリン昏睡療法では，患者は病棟で低血糖の二次性の発作や昏睡状態を起こし，他患の衆目にさらされた[122]。これら治療法はすでに過去のものとなり，主なものとしてECTが虐待の記憶と関連した治療として残された。

新しい薬物によって精神疾患の患者たちが精神科病院を退院して生活していけるとの楽観的な考えに基づく自由主義運動は，脱施設化を押し進め，公立の精神科病院を空にさせてしまった[188,194]。その結果，何千人もの患者が退院し，施設で面倒をみられていた状態に代わり，路上やスラム生活者となり，牢獄に収監され，精神科治療施設に回転式に入退院を繰り返した。一般公衆の嫌悪感が，ECTを含むすべての精神科治療に対する悲観論を広げた。

2 抑制目的のECT

ECTの発作後，患者は鎮静され，もうろう，困惑状態となるため，精神疾患の治療法としてではなく，手に負えない患者の鎮静法として用いられた

こともあった。このような使用法は許されるものではなく，多くの場合非難された。今ではこのような使用法は中止され，代わりに高力価の抗精神病薬，特にハロペリドールの筋注や静注に代わっている[290,326]。

ハロペリドールは精神症状の改善には少量で有効であるが，しばしば多量に投与され，重篤な錐体外路症状や遅発性ジスキネジア，悪性症候群をもたらした。その使用や毒性は持続していたが，これらの治療法が中止されるのにさらに10年余りを要した[333,359]。自発的な治療の同意が得られずに強制的に注射するときこそ，これらの抗精神病薬が必要となるときである。倫理的な点において，ECTと多量の抗精神病薬の使用が拘束方法として異なるものかどうかは，異論を唱える向きもあるだろう。

このようなECTの強制的な施行のイメージが広く持たれているが，実際の臨床現場では，ほとんどのECTが治療に同意した自発的な患者に施行されている。

3 他の治療法との混同

けいれん療法は70年以上にわたり施行されている。1934年に導入され，古い治療法であると考えられたこともある。1933年のインスリン昏睡療法と1935年のロボトミーという同時期に導入された2つの治療法と混同されることもある。これら2つの治療法はすでに中止されたものであるので，ECTが未だ行われていることに驚く臨床家や家族がいる。自らの病気とECTに関する証言の中で（第4章），Endler[102]，Manning[257]，Rosenberg[337]，Nuland[287]は，医師にECTによる治療を切り出されたときの驚きをそれぞれ語っている。

上記の治療法は表面的には似通うところもある。各々統合失調症とされる一群の患者に施行された。臨床経験が進むにつれ，それぞれ躁うつ病のうつ期と躁期にも用いられるようになった。

2つ目の共通点は，それぞれの治療における大発作の存在である。化学物質でも，電気によるものでも，発作はけいれん療法における治療構成要素である。発作を麻酔や偽発作で代替しようという無数の試みは失敗に終わっている[3,4,111,307]。インスリン昏睡療法では10％に発作が起きた。インスリンによる昏睡だけでは効果が得られなかった際に，電気誘発性発作がさらに加えられた[122]。また，前頭葉手術後には患者の半数以上で自発の発作が見られた

[282,365,407,408]。あとから考えれば，発作は，けいれん療法で中心的役割を持つのと同様，インスリン昏睡療法や前頭葉手術においても効果の発現に関与しており，これらの治療的介入の共通の要素として発作が見られて当然である[111,114,122]。

他のものから1つの治療法を選択する基準ははっきりとは決められておらず，専門家や一般の人々を混乱させた。有名な小説で映画にもなった『カッコーの巣の上で（One Flew over the Cuckoo's Nest）』の中で，主人公はECTとロボトミーの両方の治療を受けたが，そこでの描写の仕方は両方の治療の違いが曖昧であることを示した典型的な例である[204]。最近の映画の『ビューティフル・マインド（Beautiful Mind）』の中では，インスリン昏睡療法を受けている患者が劇的な大発作を起こしているところが描写されている[122]。

インスリン昏睡療法も前頭葉手術も致命率の高い危険な治療法で効果は少なかった。両治療法ともに，抗精神病薬に取って代わられているが，今でもそれらの記憶がECTのイメージと混同している。精神科専門家たちは一般の人々にこれらの治療の違いを正しく伝えてきたとはいえないだろう。

4 治療の特性

（1）発作への懸念

発作と電気はともに，ECTの使用に対して嫌悪感をもたらす原因となる特性である。

自発性のてんかん発作はけがや死にもつながる事象として恐れられる。古くより「神の一撃」として認識され，縁起が悪いもの，または罪深いものとして考えられてきた。てんかんの人が好意的に受け入れられ，その発言が神聖なものとして捉えられた文化もあるが，むしろうとまれ，邪険に扱われることが多かった。そして多くのてんかん患者は，社会から阻害されてきた。

てんかんに対する専門家の態度もさまざまである。かつては神経内科医も精神科医も同じ1つの専門分野であり，てんかんの自発性発作を治療することも，またECTで発作を誘発させることも自然に行っていた。しかし，特にアメリカでは，診断方法が発展し，精神分析と精神療法が重視されるに従い，専門性が分かれていった。精神分析や精神療法を行う医師が精神科の主

流となり，精神疾患を一般および精神科病院や診療所で治療した。脳器質性障害，脳脊髄液検査や脳波，脳画像検査に興味を持つ医師は，神経内科医として一般病院で働くことが主流となった。神経内科医にとっては，てんかんを撲滅することが最も重大な問題となり，けいれん発作を許容しがたいものとして，治療目的で安全にけいれんを誘発することを受け入れることが困難と見なす者も現れた。彼らはそのような発作の用い方を否定し，ECTの利益を理解せず，リスクを誇張し，ヒトにおける発作の研究のたぐいまれな機会を無視した。このような態度が患者の利益につながるとはいえないだろう。

(2) 電気への恐怖

一般の人によく見られる電気への恐怖は，ECTが危険で苦痛を伴う手技であるというイメージをますます強調する。しかし，けいれん療法の効果に電気が必要不可欠なのではなく，最初のけいれん療法が薬物によって開発されたように，効果的治療は化学物質によって得ることができる[111,264,265]。

落雷や，死刑囚の人生の最後に用いられる電気刑，そして人への拷問で用いられる電気に関するイメージが，「電気ショック」という響きの良くない名前によって思い起こさせるのであろう。しかしECTで使用される電気を受け止める際の不快感と，救命処置として考えられ心臓の除細動の際に与えられる電気に対する衝撃が迷いなく受け入れられていることは，非常に対照的である。現在，実際のECTにおいては，患者も見学者もけいれんを目にすることはない。むしろ見ているものにとっては，除細動のほうが最近のECTよりもよっぽどショックの大きい光景だと考えられる。

多くの電気による医療技術の1つとしてのECTに対する認識は，『Pushbutton Psychiatry』という本に見ることができる[214]。歴史家であり社会学者である著者らは，ECTを合法的な医療といんちきの境界にあると見ている。彼らはECTの発明，衰退，復活について語っており，特にアメリカ社会におけるECTへの興味の振幅は他の国よりも大きかったと述べている。初期のECTへの熱意は，重篤な患者に著効したことによるものと同時に，電気や機械技術への魅力によるものでもあったという。著者らはECTの衰退を大きな精神科病院の減少と患者の権利運動，そして向精神薬の幅広い使用が原因と述べている。そしてここ20年間のECTの復活を，多くの患者が完治せず，薬物療法に対する失望によるものと見ている。

電気に対する恐怖は，ECTの代替となる治療法の研究に大きな影響をもたらした。電気よりも安全な方法として，磁気に希望を託す医師もいる。しかし，けいれん発作を誘発することなく脳に磁気刺激を与えるだけでは，精神病や感情障害の改善への効果は確認されていない[151,354]。磁気刺激によるけいれん誘発（磁気発作療法，magnetic seizure therapy）は効果的かもしれないが，機械の扱いにくさと値段の高さがこの治療法の普及の障害となるだろう[244,354]。

　同じように電気の使用を避けるという動機によって，オーストリアの医師は，ECTの代わりに麻酔によって長期間にわたる脳電気活動を平坦脳波にする治療法を提案した[233]。しかし，当初期待されたほどの効果は得られず，費用もかかり危険性も高いことから，やはり普及はしなかった[158,234]。

　胸壁に埋め込まれたバッテリー作動性の刺激装置から首の迷走神経に電極をつないで刺激する方法もECTの代替として近年報告されている[215,352]。この装置は，難治性てんかんにおいて，抗てんかん薬の増強作用があるといわれているが，ECTの代替として難治性うつ病への効果は未だに実証されていない。

　電気による予測外の危険性を避けるためにECTの代替治療を見いだす試みは今のところ失敗に終わっている。そして，これらの試みによって大発作を誘発することがECTの効果発現に最も重要であることを支持する結果となっている[111,118,119,122,296,299]。

（3）記憶への作用

　ECTの記憶への作用は重篤なものであると，副作用の中で最も強調され，どのような精神症状に対するECTの使用をも阻害していきた。けいれん療法が最初に行われたとき，各治療のあとに数時間のせん妄状態が生じた。患者は夢幻状態にあり，適切な応答ができず，自発的な言葉と行動は見られなかった。各治療の最中およびその前後の出来事の想起は障害された。心理学者と精神分析家は患者の行動様式を説明するものとしてこの作用を理解した。彼らはFreudの理論に基づき，心理学的症状のもととなっているものと見なす幼児期のトラウマを，発作が抑制していると考えた[193]。そのような抑制に臨床的意味があるという点で，彼らはECTを有効と考えた。また，他の者は，記憶による作用こそが患者の人格や個性を変化させる動かしがたい

証拠だと主張した。彼らは記憶障害が永続するものだと主張し，ECTの使用に反対した[163]。

現代のECTはその創始期から大きく発展した。呼吸管理，麻酔，筋弛緩薬の使用，エネルギーの様式と容量の変化，電極配置の変更によって，即時的な認知障害を減少させ，治療の忍容性を高いものとした。依然，電気刺激や発作，麻酔は想起に影響を与えるが，短時間のものである。重篤な疾患の混乱した日々を思い出せないままなのは病気そのものによるのであり，ECTを行ったかどうかには通常関係しない。まれに持続性の逆向性・前向性健忘を呈する患者がいるが，そのような症例におけるECTの影響は明らかではない。

現代のECTが脳に対して永続的な影響を与えることを示す，信頼性の高いエビデンスは得られていない。動物実験においては，集中的なECTの治療スケジュールを行っても，脳に構造的な変化はみられなかった。むしろ，発作によって神経新生が増強されることがわかった[251,252,419]。

5 イデオロギーの要因

(1) 反精神医学

ECTの臨床的エビデンスの基盤のもろさと公平な情報公開の欠如が，ECTに対する想像とイデオロギーを無制限なものとした。反精神医学運動は第二次世界大戦後に急にわき起こり，すぐさま容易にECTを標的とした[3,4,113,304,363]。精神科医の立場や役割に対する攻撃は，影響力のある政治的な作家によって是認され，アメリカではThomas Szasz[381]，Kenneth Kesey[204]，イギリスではRonald Laing[229,230]，イタリアのFranco Basaglia[27,28]，フランスのMichael Foucault[133]などがいた。彼らが，大きな公立精神科病院のひどい状況について批判する範囲であれば，彼らの発言も正当化できただろう。しかし彼らによって，精神病とは不適格な市民を国が管理するために作り出された神話である，という考えが広まり，誇張されていった。彼らは，精神疾患の患者は単に個人のペースで生きているだけであり，彼らの独特な考えや態度を国の思惑どおりに統制したり，禁止したりする権利や責任はないのだ，と議論した。彼らはロボトミーやECTや患者の強制避妊を国が黙認していることは，ドイツナチスやイタリアのファシストやロシアの共産主義が一部の人々に対

して行った行動と何ら変わらないことであり，非難されるべきものであると見なした[381-384]。

　以前の患者たちも，自分の受けた治療によって障害されたと信じ，ECTに対する攻撃を開始した。組織化された精神科の専門家ではないグループは，ECTの使用を非合法化しようとし，患者には主治医を医療過誤で訴えるように煽った。アメリカでは，「Citizens against Psychiatric Assault」（www.psychassault.org），「Committee for Truth in Psychiatry」（www.harborside.com/~equinox/ect.htm），「Citizen's Commission on Human Rights: CCHR」（www.cchr.org）などのグループが知られている。CCHRは1969年にサイエントロジー教会とThomas Szasz博士によって設立された。以来，ホームページ上では34カ国，133支部にまで拡大しているという。このグループは，医療の権力から個人を守ろう，とメンバーに呼びかけて支援者を増やしてきた。一部の専門家一派もこのグループを支援している。

　サイエントロジー教会は，専門家ではない牧師が率いる信仰団体であり，巨大で資金も潤沢である[75,180,181]。彼らは，精神科医療，特にECT，精神外科，幼児や思春期児童への向精神薬の使用を攻撃対象としている。彼らは立法化委員会に嫌がらせをしたり，精神保健の公的会議を妨害したり，学会で演者を脅迫したりもする。アメリカでは，ラジオやテレビのお堅い番組というよりもバラエティー番組によく出演することも知られている。

　これらの市民グループが，アメリカ食品医薬品局（Food and Drug Administration: FDA）に対して，ECT機器の販売を認可するためのECTの有効性に関する膨大な書類を提出することが求められる，ECT機器の分類の見直しを行うように求めた[3,4]。FDAは1978年に再分類を勧告し，新たに1990年にはECTの適応をうつ病の治療に限定するという規則を提案した。連邦議会の働きかけで，この規則が決定されることはなかった。これらの陰謀は，アメリカ国内で販売されるECT機器の出力エネルギーを制限するFDAの規則を成立させるに留まったが，けいれん閾値が高い患者に適切に治療を行う医師の能力は侵害され，よい医療を行っていく上での不適切な障害となった[2,226,343]。

(2) 精神科医療内の対立

　精神科医の中でも分裂とECTへの抵抗は幅広く，根深いものがある。第二次世界大戦の直後，精神力動仮説の主唱者たちがアメリカの精神医学を牛耳ることを望み，それを成し遂げた主流派となった[111,113,118,119,162,168,188]。彼らは精神疾患を無意識の葛藤の結果と考え，宗教的信念の情熱をもって，この説を主張した。この考えは，精神疾患を脳の疾患であり，機能障害であると考える生物学的な精神科医と著しく対立した。精神力動派の精神科医は，生物学的治療は脳を障害するものであると見なし，これらの医療を行う臨床家をけなした[51,272,381,382,384]。

　けいれん療法は麻酔や手技を要する複雑な治療法である。標準的な力動精神療法の受動的な治療法とは大きく異なる。患者に触ることは，精神力動の原則に相反することで，患者と治療者の接触は制約されている。ECTは伝統的な精神科臨床とは異なる医療技術を要し，医師の間で理念と実践との対立は深まっていった。現代の精神医学的診断は記述的であり，客観的基準に基づくものではなく，症状を詳細に区別しない。曖昧な精神科的診断と新しい治療法の導入による混乱の中で，特にアメリカでは両派の間で患者についての新たな争いが生まれた。第二次世界大戦後，精神分析家たちがGroup for Advancement of Psychiatry（GAP）という政治的な活動グループを結成し，堂々とECTの攻撃を始めたことにより，互いの争いは激化した[111,113,116]。この争いは，精神科臨床において精神薬理学が主流となるにつれておさまった。臨床家の薬物療法に対する指向性が高まるにつれ，今度はECT派と薬物療法もしくは精神療法派の間の同様の争いが続いている。

　十分に研修を受けた精神科医であれば，患者に対し最も有効な治療を提供することが期待される。エビデンスに基づく医療はますますその重要性を増している。多くの精神疾患に対して，ECTは最も有効な治療である。アメリカの精神科医の中でECTの臨床経験が限られているために，多くの患者が最も有効な治療を受けられないでいる[177]。その影響は，ECTを行うために紹介されてくる患者たちに見ることができる。多くの患者はたくさんの薬物療法や精神療法を受けたが，何カ月も，時には何年も病気が治っていなかった[276,293,313]。

　ECTの使用に対する反感のもうひとつの原因として，臨床試験における製薬業界の影響も挙げられる。医師にコンサルティング料を払ったり，費用

をすべて支払うことで，臨床試験にかかるコストを負担し，製薬業界による援助金が新しい向精神薬の評価に大きく作用している。製薬会社が研究をデザインし，結果を分析し，時には論文を代筆していることもある[9,171-174,273,329]。

卒後教育プログラムにおける精神科医の教育も製薬業界による財政援助で占められている。一時は講演を依頼した研究者への旅費や謝礼金は，国立保健研究所（National Institute of Health: NIH）の助成金により，病院や研究機関から支払われていた。しかしこの制度は，ベトナム戦争のために連邦予算が削減された際に終了し，代わって研究活動は製薬業界により援助されることが多くなった。製薬会社は週ごとの大回診や，ジャーナルクラブ，国内外での講演や精神医学会の旅費や参加費，医学雑誌での広告に対して援助金を提供した。アメリカ精神医学会（American Psychiatric Association: APA），世界精神医学会（World Psychiatric Association: WPA）や同様の学会では，参加者の半数以上とほぼ全員の講演者が，旅費や参加費を負担する地元の製薬業界によって選出されている。こうして資金援助を受けた医師や研究家は患者の治療にあたり，新薬の使用を勧める。このような傾向は特にアメリカで甚だしいが，多かれ少なかれ世界共通のものであろう。もしECTに言及しようものなら，薬物療法の競争相手と認識されるであろう。そして，薬物療法が無効であったうつ病，躁病，精神病の患者において，ECTの使用が適切であるにもかかわらず，ECTの研究や教育は軽視される。製薬業界に選ばれた専門家による講演では，主要な精神疾患の治療アルゴリズムでは，ECTは概して3，4種類の新薬の使用後の最終手段とされている[171-173]。

6 経済要因

従来からの経済的要因もECTへの烙印の原因となる。ECTが治療チームと設備の整った施設を要する複雑な治療であるにもかかわらず，料金は安く設定され，医師にとってECTを提供することは経済的に難しい。法的手続きのため，家族は弁護士の手配や裁判所に治療許可の申請を要する。これらの手続きはわずらわしく，費用もかかる。他の治療法には要求されない政府への報告にも，さらに経費を要する。ECTを実践する者は，医療過誤訴訟や治療を冷やかすような公表されたリストを含む世間からの屈辱に悩まされている。また麻酔科医の不足や医療費不足などの経済的要因により，麻酔の

使用が制限されている施設もある。適切な施設が足りないことにより，危険性を伴う非修正型ECT（p.101）を使用せざるを得なかったり，ECTを施行できず患者に効果的な治療を提供できないという不幸な選択を迫られる臨床家もいる。

7 専門的見地からの反論

ECTへの攻撃に対して反論もされてきた。APAは1975年にECT専門委員会を設立した。1978年のレポートで，大うつ病，難治性の躁病，治療抵抗性の統合失調症に効果があるとまとめている[10]。精神科臨床において自発的な同意による署名を得ること，患者に対して権威的に治療を勧めないようにすること，治療の効果と副作用についての完全な告知，そして患者はいつでも治療を中断できるようにすることなどのガイドラインを推奨している。次いでイギリス精神医学会（The British Royal College of Psychiatrists）はECTの臨床を調査し，同様の適応を，同様の施行と同意方法を推奨している[318]。彼らの調査で，3分の1の医師はECTの技術が不十分で，半数以上の施設において設備が整っていないとされた。これらの事実に対して，The Lancetの編集者からは厳しい批判を受けた[98]。

アメリカの患者も同様の危険にさらされているという認識により，1978年のAPAの報告における施設基準が周知され，裁判所ではガイドラインとして用いられるようになった。1985年の総会では，NIHと国立精神保健研究所（The National Institute of Mental Health: NIMH）による賛同も得て，ECTは特定の精神疾患には有効で安全な治療法であり，ECTを禁止する正当な理由はない，と発表した[81]。

1978年のレポートは1990年と2001年に改訂され，自発的な署名による同意に関する規定はしっかりと残された[11,15]。ECTに関する同様のガイドラインは，カナダ，オーストラリア，デンマーク，イギリス，オランダでも作成され，他国でも支持された。

ECTをめぐる混乱は，精神科におけるECTの臨床に好ましい作用ももたらした。ECTの臨床経験やECTによって回復した患者の感謝の言葉に基づき，ECTの利点がアメリカとイギリスの研究チームのレポートに示され，教科書にも載るようになった[3,5,103,138,198,208,254,307,390]。新しい教育ビデオの普及によ

って，インフォームド・コンセントも促進された[164,368,369]。医学雑誌にもECTの論文が増え，ECT専門の雑誌も創刊され（『Convulsive Therapy』，現『Journal of ECT』），治療に関する国の専門団体も結成された（Association for Convulsive Therapy）。医師のECTの技術を向上させるための教育コースも作られ，病院ではECTの治療基準としてAPAの報告を参考にした。精神科医と麻酔科医のより強い協力体制によって，救命方法となるような重篤な身体疾患を併発する患者にとっても，ECTの施行が可能となった[1]。

しかし，ECTをめぐる混乱による否定的な作用はより顕著である。ECTは限られた医学部や研修教育施設でしか教えられていない。これらの限定的な環境の中で，ECTを臨床の中で行っていきたいと望む精神科医は，臨床経験を積むために，卒後教育コース（継続医学教育）や自分が受けている研修以外の施設での実習に頼らざるを得ない。アメリカでは，ECTが主な適応となる重篤な精神疾患を治療する連邦，州，地方自治体の精神科病院の大部分がECTを行っていない。しかし反対にスカンジナビアの国々では薬物療法や精神療法と同じ立場で，ECTが病院で行われ，外来患者にも行われている。ECTへの風当たりはどこでも強いわけではない。

ECTへの烙印によって，その作用機序に関する研究は大きく妨げられてきた。ECTに興味を持つ精神科医たちが研究の認可を得たり，公的や私的な資金援助を得たりすることは非常に困難である。アメリカで公的機関によって資金援助を受けた数少ない研究は，ほとんどがECTの技術に関するもので，作用機序を研究したものはほとんどない。過去にはNIMHの援助のもと，単極性うつ病患者に片側性ECTのあとに薬物療法を継続する方法と，薬物療法の併用も含めてECTを継続する方法とを比較した多施設共同研究がある。うつ病患者に電極の位置を3カ所変えて効果を比較する多施設共同研究は現在進行中であり，主要な研究をしめくくるものとして精神病に対するクロザピンの効果をECTによって増強させる研究も行われている。

8 国による評価

ECTに関する無数の評価が，政府による機関や公的な団体や委員会，自称専門家にいたるまで，さまざまな機関によって行われている。それぞれの評価は，ECTの効果と安全性のバランスを求めたものであり，一部は発表

された論文を，そして時にはECTに不満を持つ患者自身の体験をもとにしている。なかには法的措置に伴って結成された専門委員会もあり，時には委員会の決定によってECTが禁止されたり，使用が制限されたりすることもあった。過去にはインドの最高裁判所に非修正型ECTを禁止するような提訴がなされたことがある。非修正型ECTは麻酔の経費と麻酔科医の不足のために，発展途上国では未だに行われている[18,274]。

2003年前半，ECTを禁止すべきだと訴える非専門家グループの要求に応じ，医療を評価するイギリスの政府団体（the British National Institute for Clinical Excellence: NICE）はECTのメリットを評価した[283]。NICEの報告では以下のように推奨している。

> ECTは重症うつ病，緊張病，（そして）遷延性もしくは重症躁病において，他の治療法が適切に行われ，無効であると証明されたとき，もしくはその状態が潜在的に致死的であると見なされたときに，重篤な症状の早急で短期間での改善を達成するためだけに用いられるべきである (p.5)。

報告によれば，維持ECTは効果が立証されてなく，統合失調症と躁病にはECTの適応を認めていない。これは1989年のイギリス精神医学会や，さらに近年のスコットランドのScottish ECT Audit Network（SEAN）[140,356]の報告よりも制限が強いものである。

NICEの報告にある解説では，この報告の提出を扇動した者の不安を和らげるために，「NICEの評価は，各々立場の違うグループにも，無理なく認められるであろう。今回の制限，増加した安全策，改善した同意手続きによって，ECTの過剰使用に対する懸念は減じるだろう」と予言している[65] (p.1544)。

このNICEの報告を強固なものにするために，NICE委員会はRoseら[335]に論文を書かせ，CarneyとGeddes[65]らによって賛同された。しかし，NICEの報告は制限が厳しすぎるということと，以前に出されていたイギリス精神医学会によるECTガイドラインとの矛盾が多いという批判を受けた[80,107]。

イギリスの公的な専門団体は，薬物療法が効かない治療抵抗性の重症うつ病の最後の手段としてECTを用いることに賛同せず，時にはECTが第1選

択となるとしている。エビデンスに基づく中等度のうつ病に対するECTの効果は絶大である[402]。

　患者自身による選択もECTの選択基準となる。患者自身が治療選択肢の中から，自由にECTを選ぶべきである。以前の経験から，抗うつ薬は効果がなく，ECTがうつ症状を改善してくれると分かっているときに，うつが重篤になるまで，もしくは他の治療法が無効であると証明されるまでECTが受けられない，というのは矛盾している。SEANの報告[356]では，ECTの効果と患者自身の選択が最も関連しているものの1つであることを示している。

　継続（維持）ECTを支持する無作為対照研究の結果はないが，ECTにより寛解した患者の中には，リチウム，抗うつ薬，精神療法，もしくはこれらの組み合わせでは寛解維持ができず，継続ECTを行うことでのみ維持できる者がいるという臨床経験からの十分な証拠がある[123,149]。

　患者自身が以前の効果を期待してECTを選択するとき，精神療法や抗うつ薬に反応しない精神症状を伴ううつ病のとき，うつ病性昏迷にあり致死的であるときなどは，ECTを第1選択とするよう，専門団体も考えている。

　ECTに対して，さらに寛大な意識を持つのは，カナダのケベック州の医療評価機構によるものである（AETMIS, 2003）。報告書には，ECTが論争の的となり，近年見直されるようになった経緯に触れた上で，ケベック州のECTをめぐる状況は他の先進国と似ているとし，以下のようにまとめている。

> 　ECTは大うつ病に適応となるという十分なエビデンスがある。……専門家によると，ECTは薬物療法よりも即効性がありで効果的である。……よって，以下の適応となる状態において，ECTは認められなければならない。
>
> 　　○薬物療法に抵抗性で，認知療法の適応でない，もしくは効果がない重症の大うつ病の症例。
> 　　○自殺企図のリスクの高い患者。
> 　　○精神症状によって，もしくは著明な身体的な悪化によって，早急な治療効果を必要とする患者。(p.8)

委員会は，ECTの研究，治療の登録制，および，より詳細なガイドラインの作成のための財政援助を推奨し，特に以下のように付言している。

> 地域の精神保健福祉グループは，患者や世間にECTの正しい知識を広め，患者，家族，友人を治療の段階でサポートしていく手段を与えられる必要がある (p.10)。

9 要　約

　他の治療方法と同様，ECTは初期の試行錯誤の段階を経て，技術が改良され，有用な適応がまとめられ，より好ましいリスク対効果比を示すようになってきた。多くの治療において，その開発の段階で困難があったり，重篤な副作用が生じたり，時には致死的となることもあったが，発明や発見の代価として受け入れられている。しかし，ECTはその開発の過程において有効性を示してきたにもかかわらず，初期の間違った使用方法や，インフォームド・コンセントがされなかった事実，強制入院との関連や，電気やけいれん自体への恐怖のために，未だに多くの批判を受け続けている。重篤な精神疾患に対して治療の有効性が認められているにもかかわらず，ECTは偏見をもって見られているために，適応が厳しく制限され，その有用性でさえ否定されてしまう。ECTを否定する理由が，科学や臨床経験に基づくものでなく，イデオロギー的要因が大きいにもかかわらず，批判は時に政治的となり，法的な制限を受けることもあった。しかし多くの障害にもかかわらず，患者たちの治療に責任を持つ医師たちは，ますますECTを使用する方向で動いている。重篤な患者に対して，非科学的な理由のために安全で効果的な治療がもたらされないという事実は，医療の倫理における極めて重大な問題である。

第2章

医の倫理原則

　ドイツの強制収容所で捕虜に対して行われた実験や，ソビエト連邦や中国の反体制派に対して行われた精神科治療による虐待において，人の権利と尊厳が著しく侵害されたことにより，医療行為の倫理原則の発展が促進された。臨床研究における規約は，1947年のニュルンベルグ規約[352]，1964年のヘルシンキ宣言，そして数回の改訂を経て，最も新しいものが2002年のワシントンD.C.で公表されたものである（世界医師会）[424,425]。精神科医療においては，1977年のハワイ宣言（世界精神医学会，WPA）[426]，これを補足した1996年のマドリード宣言[427]がある。これらの規約は，倫理原則や有効性と安全性に関する科学的根拠に適合させて，医学的治療や研究の評価を継続させていくものとなる。

1 主要な倫理原則

(1) 生物医学の倫理原則

　これらは1979年に初めて発表された重要な業績で，4つの倫理原則が示されている[29]。すなわち，善行（beneficence，良いことを行う），無害性（non-maleficence，害を与えない），自律性（autonomy，個人を尊重する），正義（justice，公平であること）であり，これらの重要性に順位はつけていない。作者らはワシントンD.C.のジョージタウン大学の教授会のメンバーであったため，これらの原則は「ジョージタウン原理（Georgetown mantra）」と呼ばれ，臨床の行動指針としてこれらの倫理原則を支持する信頼できる指標となっている。

アメリカ医学協会（The U.S. Institute of Medicine）は医療システムの計画の中で，6つの一貫した原則を提唱している[187]。サービスは次のようなものでなければならない。

- 安全－援助を意図した医療による損害を避ける。
- 有効－科学的知識をもとに患者の利益となるサービスを提供し，患者の利益とならない場合はこれを提供しない。重篤な患者が機能の改善や回復への希望をすべて失うことのないようにしなければならない。
- 患者中心－個々の患者の嗜好，要求，価値観を尊重し，責任を持って医療を提供する。
- 適時－時に医療を受ける側，提供する側双方にとって有害となる遅延や待機を減らす。
- 効率－無駄をなくす。
- 公平－患者の性別，民族，出身地，社会経済的地位などにより質が変化することのない医療を提供する。

また，医療は「継続した治療関係」が基礎にあるべきである。精神疾患の医療においては継続した関係の欠落は特に深刻な問題となる。通常，入院医療と外来医療とでは治療が分断され，医療を必要としている患者の多くで継続した治療関係が損なわれている。

これらのガイドラインは，適時，効率，継続性を加えることでジョージタウン原則を補足したものである。

世界保健機構（World Health Organization: WHO）[423]は，精神医療に関する10の基本原則を示した。それらはジョージタウン原則に則った上で，さらには自己決定，自己決定における援助を受ける権利，すべての選択肢を与えられる機会，処置を再検討する可能性の4つが加えられた。

(2) 善行の原則

医療の目標は個々の患者の幸福を促進することである。時には治すことであり，多くの場合で緩和することであり，常に快適にさせることを意味する。患者は病気から解放される権利を持ち，医療者はエビデンスに基づく最も良

い医療の提供を保証する義務がある。医学的評価は臨床科学に基づいていなければならず，偏見，迷信，伝統，政治的な正当性に基づくものであってはならない。もし2つかそれ以上の治療が可能なときは，患者には最も有効なものを提供するべきである。

　すべての患者に対して，医療施設が最適な治療を提供することができない場合には，トリアージが必要となる。患者の回復が期待でき，かつ緊急に必要であるということがやむを得ず重視される。

　社会資源の配給に関して，スウェーデン議会上院委員会（Swedish Parliamentary Priorities Commission）は最も高い優先順位として

　　　生命を脅かす急性疾患，もしくは放置すれば永久に障害をもたらすか
　　　早期に死を迎える疾患の医療

を提唱している。また同様の優先順位が高いものとして，

　　　重症の慢性疾患，緩和医療，自律性が低下している人の医療

に対して与えられるべきとしている。

　精神科医療に応用すると，これらの原則は，強制入院中の精神病の患者，自殺企図の恐れのあるうつ病患者，慢性的な精神病や抑うつ不安状態にある患者，認知症や知的障害を含む自律性が低下しているために権利を主張できない患者に対して，最も優先的に適応される[380]。

　アメリカ精神医学会（American Psychiatric Association: APA）の「精神保健システムの展望」は，重症で持続する精神疾患に，次のものが何よりも必要であることを強調している。

　　　文化的に適切な組織的で包括的な医療システムにおいて，治療，リハ
　　　ビリテーション，援助サービスへの十分な参入[16] (p.4)

　その他，継続的な医療，最良のエビデンスにより支持された治療，一貫した安全性と妥当な利益が見込める，制限の最も少ない環境における治療が必要であると強調している。

大うつ病は，その有病率の高さとこれに関連した障害から，アメリカにおいて障害をもたらす主要な原因として挙げられている。双極性感情障害と統合失調症もまた，年余にわたる障害となる，高い有病率と罹患率を持つ疾患として挙げられている。

　　アメリカにおいて，疾病負担の20％が精神疾患によるものであるのに対し，全医療支出のうち，たったの5～7％しかこれらの疾患の治療に当てられていない[16](p.7)。

報告書ではまたこうも述べられている。

　　メディケア（政府の医療保障）は，精神科以外の医師への自己負担金が20％であるのに対し，精神科医に対する共同支払金が50％であることから，精神障害の治療を差別し続けている。メディケアのもとでの精神医療への対応は以前からの懸案であり，差し迫った優先事項である[16](p.6)。

　APA[16]とスウェーデン議会上院委員会[380]の優先事項は一致している。
　必要性は利益と最も関連していると考えられるので，患者個人は利益が得られるほうを求めるだけでよい。重症のうつ，特に自殺企図の恐れのある患者での治療で，最も有効な手段は早期介入である。部分的な回復しか得られない治療を行うことは非常に無駄が多く，危険であり，完全な回復の可能性がある治療を行う機会を逸することになる。
　治療の選択は効果とコストによって変わってくる。公的もしくは個人的な医療資源を最も信頼できる方法で活用するために，効果とコストとの関係が妥当であることが医療に要求される。高いコストで効果の低い治療よりも，低コストで高い効果のある治療が選択される。患者が治療の危険性と利益について説明される場合，直接的および間接的なコストは必要な情報の1つである。例えば，症状が完全に回復する可能性がある2つの治療法があり，そのうち1つの治療法では効果が出るのが遅いとすると，病気でいる期間が長くなり，その間の収入がない上に，病院や自宅療養での余分なコストがかかることになる。望ましい結果を追求するために，どのくらいの付加的コスト

が容認されるであろう。

(3) 無害性の原則

ヒポクラテスの誓い「何よりも患者に危害を加えないこと」は善行と無害性の原則に通ずる。「私は私の能力と判断によって、病気の人々を助けるために治療を用いる。しかし彼らを傷つけ、害を与えるために用いることは絶対にしない」

医学全般においてそうであるように、精神医学は患者に良いことをし、害を与えないことが目的であるというのは自明なことである。しかし、効果的な治療法が良い作用しか持たないというほど安全なものではないことをわれわれは知っている。すべての介入はリスクを伴い、その多くはよく知られているものであるが、また、意図的なものでもある。抗精神病薬は幻覚や妄想を軽減するが、同時に疲労感や隔絶感、運動障害を引き起こすこともある。抗うつ薬が気分を持ち上げるまでは、不安や自殺企図のリスクを増大させ、性機能不全を誘発することもある。最もよく知られ、また懸念されるECTの副作用は記憶障害である。

治療を勧めるにあたり、臨床家は利益とリスクのバランスを考慮する。最適な利益－リスク比率はどのような治療にも欠かせない拠り所となっている。

(4) 自律性の尊重

自律性と人格の尊重は倫理規定の重要なテーマである。精神医学の倫理原則は、スウェーデンの精神科医で倫理学者であるClarence BlomquistがニューヨークのHastings Centerで奨学金を得ていたときに書き上げたものである[40,303]。これはハワイ宣言で成文化され、1977年のWPAの総会において満場一致で採択された[426]。この宣言では、強制入院のあり方について明示し、明らかな精神疾患がない場合に、政治的な目的で精神医学の診断や分類、治療を用いることを禁じている。ガイドライン5では以下のように述べられている。

どのような処置も治療も、患者自身の意思に反して、もしくは意思とは別に行われるべきではない。ただし、精神疾患のために、患者自身に

とって何が最も重要であるかを判断できず，その治療を行わなければ患者もしくはその他の者に重大な損失を負わせるであろうと見込まれる場合にはその限りでない。

ガイドライン7にはこう書かれている。

　精神科医はその専門的な能力によって，いかなる個人やグループの尊厳や人権も侵してはならない。そして，不適切な個人的願望や感情，偏見，信念によって治療が妨げられることがあってはならない。精神科医は，ひとたび精神疾患のないことが確認されれば，その専門的な手段を用いてはならない。もし患者や第三者が，科学的知識や倫理規定に反した行動を要求した場合には，精神科医は協力を拒否しなくてはならない。

マドリード宣言はハワイ宣言を拡充したもので，安楽死，拷問，性別選択，臓器移植における精神科医の参与について規定したガイドラインである。今後の精神医学のガイドラインでは，メディアや，人種・文化的背景に対する差別，遺伝子研究，精神療法，産業との利害関係における摩擦，第三者支払機関との摩擦，臨床医学の境界への侵害などに関心が向けられ，世界精神医学会総会にて将来話し合われる予定である[289]。

ハワイ宣言とマドリード宣言ともに，患者の自由を制限することを最小限に抑え，公平な医療資源の分配が可能となるような治療法を発展させることに対する精神科医の責任を強調している。この規約では，精神科医が精神医学における科学の発展に慣れ親しみ，相互の信頼や敬意をもとにして，十分な説明を受けた上で自発的な決定を行うという患者の権利を認めていくことを奨励している。そして患者が個人的な価値観や好みによって，理にかなった決定が下せるよう，病気や病気の原因と治療について知られていることを患者に対して十分に説明することを，精神科医に呼びかけている[351]。

個人の自律性は自発的な選択と強制された行動からの独立の上に成り立つ。自律的な選択は，決定による帰結について理解し，外部からのコントロールの影響がない状態でなされるものである。自律性はインフォームド・コンセント，治療の承諾や拒否，意思決定における選択といったもの以上のことを包括している。医療の専門家と患者では知識量が均等でないため，専門

家は，推奨する治療に対する承諾と拒否の両方の意義を患者が理解できるように，すべての情報を開示する義務がある．医師は患者の教育や理解の程度を当然考慮した上で，適切な情報を個々の患者に理解できるように説明する義務がある．治療に応じるか否かの決定の帰結について説明や考慮が行われていない同意もしくは拒否は，十分に説明が行われたものとは見なされない．患者は知識がなく，病に侵され，おびえていて，経験がないため，彼らに情報を与えることは医師のコミュニケーション技術と忍耐を必要とする課題である．

個々の意思決定能力は，多くの生活状況に対しては十分かもしれないが，臨床の場面で重要な能力は，勧められていることを理解し，どのようにそれが最も良い結果に結びつくかを理解する能力である．しかし，精神疾患により理解がゆがめられ，危険性や利益に関してどのような説明を行っても，自律した決定ができないことはしばしばある[261]．適切な決定ができない患者に対して，精神科医は代わりに家族からの同意を求め，法的な強制力を適用するか，もしくは患者の尊厳と法的な権利に配慮した即時の決断をすることを余儀なくされる．

われわれは，自律した個人は治療に同意もしくは拒否する権利を有していることを期待する．しかし，自律的でなくもはや決断ができない個人も，やはり有効な治療を受けるに値する．われわれは"弱いパターナリズム"の考えに賛同する[29]．もし患者の能力に障害があれば，医師は彼らに対して，子供に責任がある親のように振舞うことが推奨される．個人の選択肢や行動を大幅に限定している病気を治療しないことは，冷淡で思いやりのないことである[268]．しかしパターナリズムによって責任を代わりに引き受けることは，長期的な観点からすると本人の同意の代わりにはならない．もしパターナリズムが活用されるのであれば，責任を引き受けることが能力の減損のある期間以上，長く続けるべきではない．十分な同意能力のある患者が説明を受け，自発的に下した決断を無視したパターナリズムは道徳的ではない．

特に生命の危険があるときは，医師が意思決定の責任を引き受け，患者の自律性よりも優先させることは道徳的に正当なことである．責任を引き受けないことは道徳に反するとさえ考えられる．しかし，生命や長期間継続する障害の危険がない場合では，患者の意思に反してどのような治療も行われるべきではない．

強制は回避すべきである。しかし，もし明らかに有効な治療で，その説得に失敗した場合には，患者の主張に従って一般的でない決断をすることは誤りである。

情報の機密性は精神科診療において最も重要なことである。職業上の守秘義務は守られるべきである。しかし，患者や第三者が秘密を守ることにより身体的，精神的に深刻なダメージを受け，情報の公開により生命を救うことができる場合は例外である。

精神科の患者は特に脆弱なため，研究における患者の自律性と人格への配慮には特別な注意が必要である。自分の病気のことを知らない可能性がある精神疾患の患者に対しての研究には道徳的なジレンマがある。適切な同意が得られたと断言することは困難であるが，一方で精神疾患についてさらなる知見が求められている。

法的に未成年であっても，成長するにつれて医学的な決定に参加していかなければならない。

(5) 正義の原則

人間の尊厳は，正義に対する社会的見解の中心に位置する。巨大宗教では人道主義的な伝統から，個人の尊厳は道徳的行為の中心と見なされ，すべての人が同じ権利を持ち，尊重される権利があると主張している。人間の尊厳とは個人の質や社会における機能，例えば身体的・精神的能力，社会的地位，性別，職業，収入，健康状態などによって定義されたり，制限されたりするものではなく，一人の人間としての個人の存在に内在するものである。

人間の尊厳の原則は，国連の人権宣言第1条に強調して述べられている。

> すべての人は生まれながらに自由で，等しく尊厳と権利を持つ。彼らは理性と良心を授けられており，おたがいに同胞の精神をもって行動しなければならない[404]。

第2条では，人種，肌の色，性別，言語，宗教，政治的見解，出身地，家柄，財産，社会的地位に基づく民主主義社会における差別は容認できないと述べられている。本文では，人間の尊厳は例外なくすべての人に平等であることが強調されている。

この原則を精神疾患の治療に適用しようとするとき，国境を越えて，また州や市の間でも，さらに病院間でさえも，その区域で医療を受ける人々の経済的区分によって，医療が平等に分配されていないことに気づかされる。このような分配の不均等は正義の原則に反する。

　形式上の正義とは，同じ病気の人々が，社会的・経済的・教育的な状態の相違にかかわらず，みな同様に治療されるべきであることを意味する。すべての人がその状態に応じた最善の治療を受ける資格がある。この原則は，資源が限られている場合には適用するのが困難であるが，世界中で適用していくことを促進していく努力をするべきである。

　どの立場をとる人も形式上の正義に多くが同意する一方で，いかに資源を分配するべきかについての正義は異なる。すべての人が利用可能な資源（例えば，医療の利用）を等しく分け合うべきなのか，それとも個人の必要性，利益，努力，貢献，業績，社会的地位，自由市場の需要に応じて分配されるべきなのであろうか。BeauchampとChildress[29]は，平等主義論，自由意志論，功利主義論による，正義に対する別のアプローチを提示した。それぞれの理論をたくみに擁護しつつ，どのように資源やサービスが分配されるべきか決めていくように向上させている。

　平等主義論は，すべての理性的な人が求める資源の利用は平等であることを強調した。自由主義論は社会的・経済的な自由の権利を，また，功利主義論は公共の有益性を最大にすることを強調した。

　これらの原則に完全に見合うような国際的な医療システムを構築するのは不可能である。むしろ保健政策は，視点によって異なる原則の寄せ集めに基づくものである。

　アメリカの自由主義の原理により，医療を市場に任せるのが最も良いという信念が正当化され，医師や病院間で患者を競合して取り合うことを奨励した。医療は個人的，自発的に個人主導で購入される。この場合，国のメディケア・システムが援助している高齢者や障害者や，州のメディケイド・システムが医療の提供を承認した低所得者層は例外となる。アメリカの医療は国民の需要に基づくという極端な形式をとっている。需要はニーズを反映するかもしれないが，何の科学的根拠もない宣伝やキャンペーンによって左右され，ある治療法の評価が上げられたり下げられたりするかもしれない。製薬産業は，医療提供者のみならず，公衆に対して直接，製品の徹底的な宣伝を

行うことによって，決定的な役割を担っている。長期的に見ると，需要に応じた医療は，国民のためにも，最善の医療資源分配のためにも有益とはならないだろう。

　社会主義国，なかでもスウェーデンやヨーロッパのいくつかの国では，医療は功利主義者と平等主義者の原理の混合に基づいている。社会を構成する人々は，富や地位とは関係なく，それぞれ平等に（最善でないにしろ）適切なレベルの医療が提供される。需要もしくは国民の健康状態の追跡調査によって明らかにされるニーズに応じて，医療資源が分配される。医療費は税金によって支払われ，患者は追加料金を支払うこともある。贅沢な病室といった，より良いサービスは個人の負担や医療保険によって利用が可能である。消耗する財源が減少し，費用を抑制しなければならない場合には，必要性の低い人よりも本当に困窮した人のほうを優先する設定が，功利主義の原則よりも重要視される。多くの国では自己負担もしくは保険診療が公的な医療と共存している。

　重篤な精神病患者は自由主義システムでは適切な医療が受けられない危険性がある。常に充足されないとしても，平等主義システムに基づく社会的なサポートが必要である。

　われわれは精神科医療における，これらの原理の統合の可能性については悲観的である。しかし，BauchampとChildress[29]のように，障害によって不利な立場にある人々により多くの治療資源を提供する公平な機会をつくるための規則を，われわれは支持する。自らの人としての尊厳のことを知らず，意見を聞いてもらう機会や権利を行使する機会が少ない人々に対しては，特別な配慮が必要である。重篤な精神疾患を抱えた人々もこのグループに属する。適切な医療を保証する方法は，人間の尊厳を尊重することに一致する。

(6) 明白な結びつき

　医の倫理原則の中核では，医療における道徳的な問題の同定，分析，解決に対する，道徳的な理論の枠組みを規定している。それぞれの倫理原則は，競合する原則によって無効にされない限り，互いに結びついたものである。ある特定の臨床場面では，これらの倫理原則が重視され，その経緯が短期的および長期的な視点から検討される。もし1つの原則がその他の原則よりも優先されるとすれば，善行もしくは自律性の尊重であろう。それは道徳的に

2 研究の倫理

　有効な治療効果の限界が，これほどまでに患者や家族，医師に永続的な絶望をもたらす医学の分野は精神疾患以外にないだろう。患者が社会でうまく適応する能力や，彼らが彼ら自身である能力，ほとんどの人が当然と考えている安全性，安定性といった感覚を味わう能力が根本的に障害されるという病気の性質から特にこのような絶望が生じることは明らかである[64]。

科学的なエビデンスに基づいた，病気を回復させる知見を生み出す臨床研究への道は，絶望感に覆われている。

最も悩まされる倫理的な問題は，患者は研究参加への同意能力が低下しているということである。ナチスの医師が強制収容所で捕虜に対して同意なしに行った人体実験の経験に基づき，1947年に策定されたニュルンベルグ規約では，「人間を対象とした実験において，自発的な同意は絶対に不可欠である」と述べられている[269]。この倫理的なジレンマとの戦いはずっと継続している。人を対象とした研究にはインフォームド・コンセントが必要であるが，それでは意思決定能力が障害された患者からの同意を確実なものにするにはどうすることが最善の方法であろう。世界精神医学会によるヘルシンキ宣言では，ニュルンベルグ規約における絶対的な禁止令を緩和し，自ら意思決定ができない人の法的な保護者が代わりに意思決定することを許可した。2000年のエジンバラ総会でのヘルシンキ宣言改訂版の第24節には，以下のように記されている。

　身体的，精神的な理由で同意ができず法的に能力がないとされる人々や，法的な未成年者を対象とした研究では，研究者は適切な適用される法律に従って承認された代理人からインフォームド・コンセントを得なければならない。その研究が，人々の健康を促進するために必要でない限り，これらのグループの人々を研究に参加させるべきではない。またその研究は法的に能力がある人に対して行われる研究の代わりとして行

われるものであってはならない。

後半の要点はさらに第26節で強調されている。

> 代理人による同意や事前の同意を含め，同意を得ることができない人に対する研究は，インフォームド・コンセントを得る妨げとなっている身体的・精神的状態がその集団の避けがたい特性である場合に限り，行われるべきである。

最も発展した国では，精神障害者を含む脆弱な人々の権利を保護するための制度化された評議委員会や倫理委員会がある。アメリカでは，意思決定能力に影響を及ぼすであろう精神障害を持つ人の権利を守るための，詳細で公式の手続きが委員会により提示された（国家生命倫理諮問員会，1998）。（精神障害者のみならず）意思決定能力に障害のある人を保護するための問題解決に向けて，審議は続けられている。それは望ましくない事柄，精神障害者にさらなる烙印が押されること，精神疾患の研究計画が損なわれていくこと，研究者の道徳的な責任を薄めることの3つの間で，折り合いをつけることとなっている[69,70,269,271,291,292]。

最も新しいヘルシンキ宣言の改訂では，プラセボの使用に関する新しい見解が導入されている。第29節には以下のように記されている。

> 新しい治療法の利益，危険性，負担および有効性は，現在の最善の予防的・診断的・治療的な方法と比較して試験されるべきである。立証された予防的・診断的・治療的方法の存在しない研究においては，プラセボを用いたり，治療を行わないことも認められる。

逆に，もし新しい治療法と古いものとを比較するための立証された方法がある場合には，プラセボの使用は適切でないということである。すべての患者は考えうる最も有効な治療を受ける権利がある。

良い患者－医師関係においては，精神疾患の患者でもほとんどの場合，治療に対するインフォームド・コンセントを与える能力があり，特別な配慮もいらない。しかし，治療に対する同意を得るほうが，無作為対照試験につい

て説明し，患者に理解させ，同意させるよりも簡単であろう。臨床試験を成就させることが強制的な参加の理由にはなり得ないので，実験の実現化するためのある程度の制限は，ある患者群では受け入れなければならない。

3 要　約

　医療における倫理的行為の規約は第二次世界大戦後に発展した。臨床研究に対してヘルシンキ宣言が，精神科医療に対してハワイ宣言とマドリード宣言が成文化された。医療における4つの基本原則，善行（beneficence，良いことを行う），無害性（non-maleficence，害を与えない），自律性（autonomy，個人を尊重する），正義（justice，公平であること）が述べられている。医学的処置はこのすべての原則を満たしている必要があるが，もしそれが不可能であれば，優先順位を設定し，さまざまな選択肢の重要性を考慮して行動を選択するべきである。

第3章
ECTに対する従来の倫理的アプローチ

　1930年代にECTが導入された当時は，精神障害者は治療や介護に関する決定を行うことができないと考えられていた。入院はほとんどの場合強制的なもので，医師の承認により行われ，治療に関する決定は病院の権限によって行われた。鎮静，けいれん療法，インスリンによる昏睡，外科的手術や物理的な拘束が精神障害における主な治療法であり，患者の希望は考慮されずに行われた。多くの患者が，同意もなく監禁され治療を受けたと法的に訴えた。

　第一次世界大戦の終わりに，オーストリアの兵士がオーストリア・ハンガリー軍の精神科主任であったウィーン大学のJulius Wagner-Jauregg氏を相手に訴訟を起こした一例を挙げよう。兵士は，ヒステリー性の麻痺と感覚喪失の症状を呈しており，痛々しい誘導電流によって治療された。治療は一方的に行われ，同意を得る手続きは行われなかった。原告の専門家主席鑑定人であるSigmund Freudは，精神分析などのより良い治療方法があったはずであり，ECTは治療ではなく罰であったと述べた。軍の弁護側は，精神分析は科学的に有効性を証明されているわけではないし，精神科の患者の数が多く分析医が少ないことを考えると現実的に不可能であると反論した。裁判所は，戦時における例外的状況であったことを理由に軍側の主調に軍配を上げた[100]。

　第二次世界大戦後の社会的激変に伴い，社会哲学者は，医師は患者を病院に入院させるときに，国のために行動していると主張した。アメリカではベトナム戦争の影響下で，患者の意思に反した治療に対する反対論が巻き起こり，ECTを法律で特別に禁止する州も出現した。それに応えてアメリカ精

神医学会（American Psychiatric Association: APA）は，同意に基づくECT治療に関する原則を案出した[10]。その原則は，ECTは有効な治療法であり，適切な施行に際してインフォームド・コンセントが必要であるということを認める内容であった。

1 インフォームド・コンセント

患者のECTを受ける権利，治療を拒否する権利，そして治療とそれに伴う危険に関する情報を得た上で同意をする権利，の3点が考慮される必要がある。ECTはおおむね重症の患者に対して施行されるため，治療を受けた場合あるいは受けなかった場合にこうむる利益と危険について患者本人が理解できないことがある。そのような同意能力のない患者は，強制入院の規則に基づいて入院しているが，そのような患者もまた，ECTが病気の寛解と社会復帰のために最善の治療法であるならば，ECTを受ける権利がある。実際，強制入院下にある患者が，ECTが奏効することが分かっている病状で苦しんでいるのにECTを施行されなかった場合，治療を担当した医師に対して，医療的に適切で効果的な治療が行われなかったのは医師の過失であると訴えるかもしれない[34]。

同意能力のある患者が同意しなかった場合にはこの限りではない。患者の症状が増悪して苦しむ状況を見るのは胸の痛むことではあるが，精神科医はパターナリズム（国親 parens patriae）を持ち出して患者の拒否する治療を強要することはできない。しかし，治療が適応である患者に，同意できなくなるほどに患者を怖がらせすぎないように，なおかつ十分な説明を行った上で同意を確実に得るためには，どの程度の説明を患者（とその家族）に対して行うべきかという疑問に，インフォームド・コンセントにおけるジレンマが存在する。

Culver, FerrellとGreen[86]は，インフォームド・コンセントの手続きに関する意義と限界を最初に分析した。彼らの主張によれば，うつ病性気分障害の患者がたとえ自殺の可能性があっても，自分が受ける治療について説明を受け，その意志を決定する能力が必ずしもないわけではない。典型的な場合には，患者は抗うつ薬は奏効しないがECTは非常によく奏効したという，複数回のうつ病エピソードの既往を持っている。彼らは自分たちの状態を理

解しており，病相が長引き不快な副作用を長期間経験するであろう精神療法と抗うつ薬の組み合わせによる治療よりも，ECTによる治療を希望している。患者，精神科医の双方が置かれた状況を理解している以下のような一例を挙げている。

○インフォームド・コンセント―典型的な状況

　71歳の女性が中等度のうつ病で入院した。これまでの40年間で，彼女は3回のうつ病エピソードを経験していた。3回目のエピソードは6年前のことであり，最も重度であった。彼女は抗うつ薬による治療を受けたが奏効しなかったため，ECTが推奨された。彼女は同意してECT治療を受け，治療は奏効してうつ病から回復した。彼女は以前の活発な生活に戻り，6年間は再燃しなかった。そして，今回，明らかな誘因はなく，重度の睡眠障害と食欲不振，体重減少，希死念慮を伴ううつ状態が再燃した。彼女は入院し，抗うつ薬を処方されたが以前と同様に改善はみられなかった。彼女はすぐにECTに同意した。病状は重篤であったが，自身の状況を理解して治療に関するインフォームド・コンセントは可能と判断された。彼女は，ECTが以前のようにほぼ確実にうつ病を軽快させるであろうことを理解した上でECTを受けることを選び，さらなる治療を続けることや抗うつ薬と精神療法を組み合わせた治療を選択しなかった。4回の治療により，気分は改善し，食欲と睡眠のパターンは正常に戻り，希死念慮は消失した。彼女は退院し，6カ月後にも寛解状態を保っていた。　　　　　　　（Culver, Ferrell & Green[86]）

●

　上記のような例がある一方で，同意能力がない患者や同意をしない患者がいる。彼らは病状の特徴でもあるが，あまりに両価的であるため，合理的な決断を行えない。また精神科医や親戚のアドバイスによっても同意することを躊躇する患者がいる。重度のうつ状態にあり治療を行わなければ生命の危険がある場合でも，ECTを拒否する場合がある。そのような症例は悲劇的な結果に終わる場合もあり，このようなことはECT以外の治療でも起こりうる。しばしば，外科的な手術や，輸血，向精神薬の投与を提案された入院患者が，治療を拒否することがある。リエゾン・コンサルテーションの依頼を受けた精神科医は，これらの同意をしない患者が合理的なのか，あるいは痴呆や精神病のために非合理的な状況に陥っているのかどうかの判断を求めら

れる。このような場合，患者に同意能力がないと見受けられる場合は，同意能力に欠けると判定し，それにより生命を救う手段として治療が許されることが暗黙のうちに望まれている。このような状況にどのように対応するかは個々の精神科医によって異なり，患者の望みに反して治療を開始する場合から，患者の希望を尊重する場合までである。

　Culverらは，同意能力を測る独自の評価方法がないのにもかかわらず，同意しない患者を同意能力がないと見なして治療を強制的に行うことに反対した。そのように即座に広範囲にわたってレッテルを貼ることの最も危険な点は，精神科医によるパターナリズム的な治療の強要によって，本来は適切ではない治療であっても正当化されてしまう可能性があるということである。精神科医にとっては，同意能力はあるが治療に同意しない患者に対して彼らが良いと考える治療を強制していると考えるより，同意能力がない患者を治療していると考えるほうが簡単なのである。

(1) 同意能力の判定基準

　Culverらは，患者が治療に同意する能力があると判断する条件として，次の3点を患者が理解していることが必要であると述べている。

1. 医師は，患者が病気であり治療が必要であると確信していること
2. 医師は，特定の治療が患者の病状を改善させると確信していること
3. 患者は，治療に関する決定を行うことを自ら求めていること

　上記の3点を最低限満たしており同意能力があると考えられる患者が下す決定は，合理的である場合とそうではない場合があると考えられるが，どちらにしても治療チームは患者の希望に従う必要がある。しかし同意能力のない患者は，妥当な決定ができないと考えられるので，法に基づいた手続きによって処置が進められるべきである。混乱した患者や，時間や場所の見当識がない患者，置かれている状況を理解できない患者，考えが一貫せず焦燥した言動が見られる患者は，治療に関する決定をすることができない同意能力のない患者と判断される。以下に一例を挙げる。

○混乱による同意能力の欠如

　生検で後腹膜に手術不可能な肉腫があると診断された69歳の女性が，全身的な原因による重度のせん妄と精神病性うつ病，あるいは両者の合併のために入院した．約1年前にも彼女は似たような精神状態でその病院に入院した．前回は，後腹膜腫瘍が同定され開腹により生検が行われた．ECTは彼女の混乱状態をめざましく回復させ，彼女は家族とともに生きる喜びを再び取り戻すことができた．その10カ月後に再び混乱状態が起きた．

　入院当日は，場所と時間に関する見当識がなく，焦燥感がとても強く，落ち着かなかった．簡単な質問に対して了解可能な返答もできず，会話の内容は脈絡のない言葉の羅列であった．彼女が精神的混乱を来す代謝，薬理，構造的な原因がさらに調べられたが，特に異常を認めなかった．肉腫は大きくなっているように見えたが，それが精神的変化と関連があるとは考えられなかった．腫瘍は生命を脅かすものではなかった．医師たちは再びECTを勧めたが，彼女にはどのような治療に対する同意能力もないと判断された．病院の弁護士は，彼女の3人の成人した子供が治療に同意すればECTを行ってよいと判断した．子供たちは同意し，一連のECTが施行され，前回と同じく満足のいく病状の改善が得られた．

（Culver, Ferrell & Green[86]）

（2）非合理的拒否

　もっと難しいケースは，同意能力のある患者が合理的な判断をしない場合である．患者はそれほど重症ではないのでECTが適切な治療ではないと信じて，ECTを拒否することがある．また治療を恐れる患者や，全く理由を説明できない患者もいる．以下に再びCulverらの経験したケースを挙げる．

○非合理的拒否は尊重された

　華奢な55歳の重度のうつ病の既婚女性が6カ月間遷延したあとに入院となった．入院前に彼女の主治医は2種類の抗うつ薬を別々に投与していたが，いずれも低用量から開始したにもかかわらず，ひどい起立性低血圧の副作用が出現して中断していた．問診時，彼女は重度のうつ状態であった．中等度の体重減少と不眠を認めたが，食物と水分の摂取は適度に保たれていた．ECTが推奨されたが，彼女は頑なに拒み続けた．拒否する理由として，親友がうつ病のためにECTを

受けて病状は改善したものの，1年後に自殺を遂げてしまったことを挙げ，自分の決定を正当化した。彼女はECTが自殺の原因ではなかったかもしれないとは認めたが，ECTが怖いのだと述べた。このような状況であったため，彼女は再び抗うつ薬による治療を受けた。看護師の注意深い看護により，起立性低血圧は管理可能なものとなり，3週間後にはうつ状態が改善し始めた。さらに2週間後には再び気分が改善し，起立性低血圧は問題にならない程度であった。

(Culver, Ferrell & Green[86])

彼女の恐れと信念は非合理的ではあったが，Culverらは強制的な治療を正当化しない。患者がECTを選択しないリスクを冒したことでもたらされる害は，彼女の自律性を無視して正当化するほどに大きいとは考えられなかった。患者の決定は尊重され，代替的な治療が提供された。

(3) 生命の危険

同意能力のある患者において，生命を救うためにECTが必要と考えられるという，まれな場合にのみ，パターナリズム的な介入が倫理的に弁護される。Culverらの例を挙げる。

○生命の危険－代替的な医学的判断

69歳の既婚女性。6カ月間うつ病が持続したため入院してきた。入院の約1年前に彼女は脾臓の腫大を指摘されていたが，それ以上の精査は行われていなかった。入院の約6カ月前に，彼女の夫は心臓発作で倒れたあとにナーシングホームに入れられてしまった。彼女の世界は「粉々に散ってしまった」。彼女はうつ状態になり，食欲・体重の減少と不眠が出現したが，医学的なチェックを受けることを拒否した。ついには，彼女の親戚は弁護士を呼び，弁護士が警察を呼び寄せ，放っておかれた状態の彼女を発見し，地域の病院の救急室に運んだ。彼女は入院し，うつ状態であるように見受けられたが，意識は清明で，見当識は保たれ，協力的であった。検査では貧血と白血球減少，低蛋白血症と脾腫の増悪を認めた。依頼を受けた精神科医は抗うつ薬による治療を勧めた。彼女は服薬に同意したが改善はしなかった。臨床症状は増悪していき，飲食を拒否するようになった。骨髄穿刺や他の検査には，「かまわないでちょうだい」「私は死んだほうがいいのよ」

といって同意しなかった。彼女の夫と息子に，低栄養と電解質異常による生命の危険があることが告知された。彼らは裁判所に申請を出し，一時的に患者の法的な保護者となった。血液内科医はおそらく診断は骨髄線維症であろうと結論した。長期予後は不良であるが，数年間の予後は非常に良いと予測された。親戚は精神科医にECT治療に進むことを許可した。

　ECT治療開始当初は，彼女は治療に同意しておらず，はっきりと拒否を表明していた。しかし2回目の施行後より，それ以降のECTの継続を言葉によって同意した。4回目の治療後には，気分は改善し，食欲も増し，会話もできるようになっていた。10回の治療後には，気分はとても良くなっていた。ECT後のせん妄もすぐに消失した。彼女は夫の病気に対する悲しみを適切に表現した。治療を受けられたことに感謝をしていた。退院数カ月後の診察時にも，寛解状態を保っていた。

(Culver, Ferrell & Green[86])

●

　同意能力の判定基準によれば，患者には同意能力があると考えられた。しかし，自分は死ぬに価するという誤った信念を唯一の理由として，彼女はECTを拒否した。治療を受けないというこの選択は非合理的であり，重度のうつ病によって引き起こされたと考えられた。Culverらは，介入をしないことで生じる有害事象や不都合が，介入したことで生じる有害事象よりも重要でないと考えられる場合には，パターナリズム的な介入が弁護されるとした。倫理的な用語では，「有益なことをなす」可能性は「害をなす」可能性を上回る価値があると表現される。すなわち，善行は有害性がないことよりも重要なのである。

(4) 対立する意見

　Culverらに異論を唱えるものが現れた。『医学倫理学雑誌（Journal of Medical Ethics）』の中で報告されたシンポジウムで，アメリカの生命倫理学者Sherlock[362]は，精神病の患者による非合理的決定を尊重することに対し，そうすると非合理的決定は他のすべての臨床的・倫理的問題よりも重視されることになると疑問を投げかけた。Sherlockは，重度のうつ病の患者は自律性があるとはいえないという主張を崩さなかった。患者の自律性を高めるためには，大うつ病などの重度の精神病で表されるような障害から回復する必

要がある。Sherlockはまた，Culverらは同意の自主性に注意を払っていないと批判した。重度のうつ病患者は自由に同意できなくなっており，ECTに対する持続する非合理的な嫌悪感と，精神病理に伴う優柔不断さと病的恐怖によって，強制されずに選択を行う余裕がなくなっている。そのような患者は，最もよく解釈しても自主的に同意を行う能力がないと考えられる。Sherlockは，効果的な苦痛の緩和よりも長引く苦痛を選択しようとする患者においては，患者の介護者によるパターナリズムの名における行動は倫理的に弁護されうると論じた。臨床家は患者の幸福のために行動する責任を負うからである。

英国の哲学者，Lesser[240]は，同意能力のある患者による，有益な治療を拒否するという非合理的決定は，却下されるべきであると述べて，Sherlockらの意見に賛同した。同意能力の有無に関する決定を適切に行うためには，さらに判定基準を加える必要がある。例えば，患者は的確に考えられない，あるいは決定を下した理由を他者が理解できるように説明できないかもしれない。しかし実際には，決定が非合理的であると確証するのは難しいことである。決定の合理性は強制的治療と対局に位置するところに存在し，患者は非合理的であると証明されない限りは合理的であると考えられる。Lesserは，患者が受け入れられる他の治療法を提案提示する方法や，治療を強制するのではなく説得する方法があることを指摘している。実際の臨床現場においては，Lesserの立場はCulverらのものに近い。

英国の司法精神科医であるTaylor[388]は，説明された上で決定を行う際の最も望ましい基準として，患者から「もしあなたが私の立場にいたら，治療を受けますか」と質問を受けた際に，精神科医が肯定的な答えを返せることであると提案した。彼女は，患者が確実に十分な情報を与えられることは臨床的に重要であると強調した。彼女は，患者が時には非合理的同意をするかもしれないと考えた。例えば，精神病性うつ病の患者がECTを当然受けるべき罰と考えるような場合である。そのような同意は臨床的な管理はしやすいが，倫理的には疑がわしいものであろう。Taylorはまた，重度のうつ病患者によるECT治療の拒否は，はたしてその決定は同意能力があるもとで行われたと考えてよいのかと疑問を呈した。

『医学倫理雑誌』の同じ号の論説[240,388]の中で，善行と自律性を重んじること，という2つの倫理原則の対立について議論されている。論説では，

Culverらが提唱した必要最小限の基準を2つの点で拡大するよう訴えている。第1点は，もし患者の現実認識が妄想や幻想，幻覚によりゆがんでいた場合，たとえ必要最小限の基準が満たされていたとしても，治療を拒否する能力は疑問視されるであろうという点である。精神病状態にある患者は治療に関する決定を行う能力がないといえるのかもしれない。第2点は，自主性に関する基準が加えられるべきであるということである。患者が自主的な決定を行える精神状態にあるというのが必要条件である。ここで再び，これと対極にある最もわかりやすい例として精神病の患者が挙げられる。しかし，単に精神病や他の障害を有するというだけで，治療を決定する能力がないという評価は正当化されない。すべての患者は各々の特定の個人的状況を考え合わせて決定能力を判断されるべきである。

(5) 同意能力の検査

MartinとBean[260]は，ECTを施行するには適切な同意が必須条件であり，また，同意が有効であるためには，患者の同意する能力の評価も必要であるという立場を貫いた。同意能力というのはとらえどころのない概念ではあるが，同意能力の判定を正当化し，同意を行う一連の過程を裏付けるために，標準化された検査方法について強く訴えた。彼らは同意能力を判定するための特定の質問を提案した。同意能力の判定という課題を政府や法律の専門家に譲り渡して，わかりにくい法定上の定義を決めてもらわなくても，精神医学の領域に立ち返って臨床的に同意能力の評価を行うことは可能であろう。

Reiter-Theil[328]は，インフォームド・コンセントの倫理的なねらいは，必ずしも正式な判定検査や法的契約への署名を必要とするものではなく，むしろ治療を患者側の見地からとらえることにあるのだという立場を堅持した。同意能力の検査は，治療前の時期にある患者にさらなるストレスを加える可能性がある。また，パターナリズム的な行為を無視することは，患者の自主性をより尊重することに寄与しないばかりか，患者の利益になる治療や介護を提供する責任をおろそかにすることを意味する。

治療や研究に同意するための法的能力を評価するために，MacArthur Competence Assessment Tool for Treatmentが開発された[161]。その評価票は4つの能力を判定できるようになっている。それは，病気と治療に関する情報を適切に理解する能力，その治療を選ぶことによる潜在的な危険性と利

益について推察する能力，現状を理解し代替の方法を選んだ場合の結果についても認識する能力，そして自ら選択して意見を表明する能力，である。この評価票は，能力を評価する検査法として十分な評価者間信頼度と妥当性を示した。

　ECTを勧められた患者群に対してこの評価票を用いたところ，重症うつ病患者のほとんどが，ECTに関するインフォームド・コンセントを行う決定能力があるとされた[235]。ECTを勧める理由についての討論を行ったあとにECTのビデオテープを見て，引き続きECTを受けた場合の利益と危険性，そして代替となる治療法についての討論を行うという教育は，前出の4つの能力をすべて向上させた。精神病患者は，非精神病患者に比べて，教育の開始および終了時点での理解力の点数が低く，また終了時点での推察力の点数が低かった。しかし，非精神病患者が，精神病患者に比べて，より多くの教育効果を受けているのかどうかは明らかでなかった。半数の患者では，ECTについての精神科医との討論がさらに追加された。しかしそれによって測定できるほどの判断能力の向上は見られなかった。

(6) 法的規制

　アメリカにおけるECTのインフォームド・コンセントに関する法律は州により異なり一様ではない。Johnson[195]は，治療に適切な同意ができない同意能力のない患者に対して，包括的な医療を提供できる医師の能力を州が規定する影響について論じた。一般国民がECTに反対であることと，精神科施設の状態と医療の質に対する当然の心配とが結びつき，患者の権利を守る目的でECTを規制しようと司法および立法機関が取り組んだ。20世紀の間中，一般国民や裁判所は，ひどく混雑してスタッフが不足している施設，不十分な資金，貫しい生活環境，向精神薬の過剰な使用，患者を統制する目的で乱用されている隔離などについて懸念していた。患者の自由を持つ権利と，「保護者である国」として患者のために行使する権力と，州が治療を提供する義務との間でとるべきバランスを確立する必要があった。

　患者が説明を受けた上で決定を行う能力があるかどうかを定める手続きについて，医療界と法曹界は対立した。ほとんどの州では，患者の利益を表明する代理となる保護者を任命する方法か，患者の利益が何であるかを法的に定める方法の，どちらか一方あるいは双方の法的な手続きが必要であると定

めている。アメリカの43の州がECTの使用を規制し，20の州では，患者の同意なしにECTを行う場合には，患者に同意能力がないことを裁判所が法的に認める手続きを必要とした。これらの手続きは患者の利益の保護を意図したものだが，詳細かつ広範囲な規制は，治療が行う上での妨げとなった。裁判所の審問を開始するために数週間かかることもあり，裁判所の許可が下りないこともしばしばあった。裁判所は患者の同意能力がないという判定を下すことに乗り気ではなかったため，本当に同意能力のない患者が治療を受けることはより困難となった。

以下に，カリフォルニア州の官僚的な仕事の遅さが際立った若い男性の症例について，父親であるPeter Wydenの談話により紹介する。

○同意に関する官僚政治的な遅延

Jeffは慢性の精神障害を患い，何度も入院を繰り返し，治療が遷延していた。カリフォルニア州での入院期間中では，病状がとてもひどくなったためにECTが勧められた。物理的な拘束と隔離処置も必要であった。ECTを導入するために，医師たちはすべての薬物を中止した。裁判所の許可を求めたが，なかなか治療開始の許可は降りなかった。その地域の4人の精神科医と，3つのコンサルタント・チームがその治療を行うようにしきりに催促していたにもかかわらず，許可が下りないという，とんでもない事態であった。何人もの役人に対して電話で懇願したが効を奏さず，唯一患者の両親が裁判官へ打った電報が奏効し，ECTが開始される運びとなった。Jeffは以前のような健康で，機知に富んだ，自信のある青年に戻った。もっとも3カ月後には再燃してしまったのであるが。

(Wyden[428])

患者の医療に対して法的な障害が影響したもうひとつの例として，若い躁うつ病患者の症例を挙げる。彼女は1年以上も薬物に反応せずに，激しい臨床経過をたどっていた。ECTを行うと判断されたが，彼女は重度の精神病状態にあり同意能力がないと考えられたために，カリフォルニア州の裁判所による治療の承認が必要であった。

○治療への法的な障害（1）

裁判所の承認を得るためには，圧倒的な法的・官僚的な困難さが存在した。法的な困難さとは，主にインフォームド・コンセントを行うことができない患者に対してECTを行うことを承認しないという判例であった。また，官僚的な困難さとは，承認を得るための要請に関する厳密な手続きを通じて，あらゆる行政レベルが困惑，不賛成，不確かさを示す点であった。AさんにECTを行うことは，実行不可能であることが明らかとなった。

［患者は急性期病棟で治療を受けることができなかったので，州の施設に移され，そこで亡くなった。著者は彼女が自分の気持ちを書いた手紙で締めくくっている。］

私は，より良い治療を提供することが個人の権利を保証することと同じくらい本当に優先順位が高いものであるというほうへと，一般の人の意見が変わっていく必要があると考え，その一助となることを願いながらこの手紙を書いています。これら2つの事柄は，お互いに背反するものであってはならないのです。

(Parry[309])

●

アラバマ州では，自らの意志で同意できない患者に関する法律が特に厳格である。患者またはその家族は，ECT治療が開始される前に，ECTを施行する決定について裁判所の再審理を受けなければならない。ECTを緊急で施行する必要があるときは，治療の承認を得るための手続きはむしろさらに厳格になる。法的な同意能力のある患者，ない患者の双方にとって最善の利益を最大限に考慮するために，性急な決定を行わないように定めた手続きであるが，そのような規制は，有効な治療や介護に至るまでの，厳しく，しばしば乗り越えがたいハードルとなってしまう。特に言語道断な一例がミシガン大学から報告されている。

○治療への法的な障害（2）

Jさんは21歳の，精神科疾患の既往歴がない，知的で活動的な若い女性であった。頬部発疹，全身の関節痛，時々出現する胸痛と息切れを認め，血液検査により全身性エリテマトーデス（systemic lupus erythematosus: SLE）と診断された。1カ月間通常の治療を行っていたところ，全身症状が悪くなるとともに，

間欠的に奇妙な行動と幻聴を呈するようになった。精神症状が持続するようになったため，彼女は抗精神病薬による治療を受けるために入院した。頭部MRI画像はループス脳症の所見と合致しており，高用量ステロイドが投与された。精神症状は悪化し，さらに常同姿勢，常同行為，反響言語，反響動作などの緊張病症状も呈するようになった。

彼女はアナーバーにあるミシガン大学病院に移送され，SLEと診断されて治療が継続された。全身状態が非常に重症であり，緊張病症状が優位で抗精神病薬が奏効しないことから，ECTが勧められた。

Jさんは話すことができず，ECTに同意することはできなかった。彼女の母親と祖母は患者の看護に非常に積極的に関わっており，ECTに同意したが，彼女らは保護者の権限も，患者の代理として同意を行う永続的委任状も持っていなかった。病院の弁護士に相談したところ，患者は医療的な状態に基づいて二次的に緊張病状態を呈したために入院治療を受けていることから，ECTは精神医療的な介入ではなく身体医療的な緊急措置であると評価され，保護や委任などの明確な形をとらずにECTを施行しうると判断された。彼女の最も近い近親者である母親が代理で同意した。

患者は6回のECTを受け，会話を取り戻し，精神病症状と緊張病症状は軽減した。身体医療としてはもはや入院治療の適応ではないと判断され，精神科医療施設への転送が検討された。しかし精神科医療施設への転送を行うと，ミシガン精神健康規定の管轄下に置かれることになり，その規定によると，「けいれんや昏睡を引き起こす行為」を開始するには，18歳以上であれば本人，18歳未満であれば親，保護者，永続的委任状受託者による同意，あるいは「懸命な努力にもかかわらず同意を行うことが適切な個人が定まらない場合は」検認法廷の同意が必要であった。また規定によると，保護者あるいは永続的委任状受託者がECTへの同意を行うときは，保護者あるいは永続的委任状受託者に関する法律（DPOA）[270]にその典拠が明記されていなくてはならなかった。

彼女は改善していなかったが，外来でのECTを継続することを勧められて退院した。最初の外来受診予約日に病院に向かう途中で，彼女は焦燥感がひどくなり，暴力的となって，動いている車から飛び降りようとしたため，病院に到着すると直接精神科救急室に運ばれた。彼女は無言で，拒否的で，反響言語と著明な常同行為が見られた。自発的に同意して入院しようとしなかったため，申し立て書と承認書をもって精神科病棟に入院とした。

血液検査所見ではSLEの改善を認めたが，精神状態は悪化しており，幻聴と幻視を訴えた。何度も緊張病状態を示し，また，まぶたを不規則にすばやく動かしながら床に硬直して横たわるエピソードも認めたため，けいれん発作の可能性が疑われてロラゼパムが投与された。また彼女が周期的に示す焦燥と攻撃性に対して，1対1の監視が継続された。

精神科病棟に入院したあとはミシガン精神健康規定の管轄下にあるため，ECTはもはや身体的な医療的危機介入と見なすことはできなかった。保護者の許可か検認裁判所の同意がなければECTを受けることはできなかった。患者の母親は保護者の申請書類を提出したが，何週間も審問の予定は決まらなかった。12日後，裁判所によるECTを含めた治療の命令が出され，彼女は審問の初日に初回のECTを受けた。

ECTが再開されたあとは，Jさんはより反応が増して意思疎通が改善し，また，幻聴や幻視の存在を否定し，常同行為も軽減した。しかし，全身状態が悪化したため，ECTを途中で中断した。静脈ルートを確保するのが困難となったため，中心静脈ポートが外科的に設置された。このECTの中断期間に，彼女は再び奇異な行動がみられるようになり，幻聴と幻視が再燃して，しばしば焦燥感や易怒性がみられた。

ECTが再開されると，Jさんの症状は急速に改善し，2週間を超える治療を継続したあとは，患者も患者の家族も病前の80〜90％まで回復したと感じた。彼女はより会話をするようになり，幻覚は消失したと述べ，筋硬直も常同運動も認めなかった。彼女は退院し，その後6カ月間は緊張病状態や精神病症状の再燃は認めていない。

(Maixner & Krain[253])

ECTを特殊な治療として分類する法的な要請によって，患者にECTを施行する際に遅延や障害が引き起こされる。彼女は全身性の病気に罹患し，二次的に精神病症状を呈したが，それはECTが奏効する症状であった[143,167,225,247]。身体的治療，そして抗精神病薬の投与さえも，患者の同意なしに承認されたが，ECTという特異的でかつ必要な精神科的治療法は承認されず，施行されなかった。ECTに対するより厳格な法律基準の適応は，患者に何の利益ももたらさなかった。実際には彼女の病気の経過は長引き，必要な治療回数が著しく増えたのである。

ニューヨーク州では，裁判所による同意能力がないことに関する裁決は，ECT施行前に必要とされない。同意能力のない患者においては，医学的診断と患者の利益を代表するために委任された代理人（通常は家族）による同意がなされたあとにECTを行う許可が下される。治療施設の部門長，および施設と雇用関係になく独立した資格をもつコンサルタントが同意能力と治療の必要性の判定をする責任がある。オレゴン州でもこれに似た手順を踏む。

　同意能力の判定は裁判所に任せるべきであるとしばしば議論されてきたが，EndlerとPersad[103]は，準司法機関による審問や裁判の手続きは，医師の詳細な知識と通常の親密で保護的な環境をつくる医師－患者関係の長所を取り去ってしまうと主張している。

　ヨーロッパでは，強制的な入院はそれぞれの国で二十数通りにも異なる[430]。精神疾患における強制入院の基準は，自傷他害の危険がある患者の場合では広く類似しているが，患者の病状を改善させるための非自発的な治療の基準はさまざまである。その多様性は，職業的倫理や姿勢，社会人口学的多様性，精神病に由来する危険性への民衆の先入観，そして法律の枠組みなどに影響される。対比困難な定義や翻訳の問題があることから，適切に国際的比較をするのは難しい。

　スウェーデンの憲法はすべての国民に等しい価値を認め，自由と尊厳を尊重すると定めている。強制的な精神科医療の目的は，同意に基づく治療につなげられるまでに患者を改善させることにある。強制的入院は，重度の精神病障害者と自殺の危険を伴ううつ病者のみに許可され，他者への危険性も考慮される。裁判所は関与せず，入院は2名の医師による決定に基づく。1名の医師が精神科の専門医であるもう1名の医師を任命し，その医師が入院を決定する。もし治療期間が4週間以上に延長される必要があるときは，裁判所に強制入院の延長について申し出なければならない。裁判所の許可が下りると，さらに4カ月間の保護期間延長が認められ，それ以後は6カ月ごとの延長が認められる。強制入院となった患者は，裁判所との連絡と個人的事情について援助してくれる世話人を持つ権利がある。もし可能であれば，強制的保護期間中の治療内容は，患者への相談の上で行われるべきであるが，患者の同意なしに治療がなされてもかまわない。最も近い親戚への告知は行われるが，治療の決定権は精神科医に委ねられている。裁判所には，自由の制約を受けた際にのみ上訴できるが，治療の決定権に関しては上訴できない。

隠れた強制,すなわち法律に裏打ちされていない強制は,ほとんど報告されることはない。自発的な治療と非自発的治療の境界線が,理想ほど厳密ではないという意見もある[105]。自主的に入院した患者が強制を経験することはしばしばある。例えば,抗精神病薬の注射を受けたり,病棟外に出られないなどの行動制限である。説得と強制との境界は不明瞭である。

(7) パターナリズム的介入

法学者であるMacDonald[248]は,入院時の状況におけるパターナリズム的介入について特に注目している。自律性が育まれることによって,二次的に個人の自由が認められるべきであるという立場をとっている。危険行動の恐れに基づいて強制入院となった患者を想定し,ECTが緊急に必要であるのにそれを拒否する場合,それにもかかわらずECTを受けることは理にかなっていると考えた。実際,患者は適切な治療が提供されない限り,非自発的に入院させられることはない。ただし自主的に入院したが治療に同意しない患者に対してECTを施行することは,意思が尊重されるべき患者に妨害を押し付けることを含んでいるかもしれない。しかし法的機関も認めるところであるが,自発的な同意と非自発的な同意の境界線はあいまいである。もし自発的でない患者が,病院外で自分自身の保護ができない場合,患者を退院させることは,無慈悲にも彼らの幸福を軽視することにつながる。彼らを,病気に罹患した現状のままに放置して入院を継続することも,同様に残酷な仕打ちである。そのような状況下では,非自発的な患者としてやむを得ず治療を行うことを説明し,臨床的に適応であるECTを行うであろうことを説明するのが最良の方法であると,MacDonaldは考えている。MacDonaldは,解決すべき倫理的問題が数多くあることから,代理人による同意には懐疑的である。結局,臨床的に有意義な治療法を否定することは,不利益が推測される治療を行うよりも有害であるといえるだろう。

精神科的な倫理に関する調査によると,カナダの精神科医Merskey[268]は,ある種の患者においては,ECTに関するパターナリズム的な立場を擁護している。

(8) ダブルエフェクト・ルール

中世では,ローマカトリックの道徳律の神学者たちは,すべての有害な行

為を避けきれない状況に置かれた場合に適用するために,ダブルエフェクト・ルールを発展させた[323]。このルールのもとでは,以下のような条件が成り立つときに,害も利益も同じように持つ行為は許される。

1. 行為そのものは良いものである,あるいは少なくとも道徳的に中立である。
2. 良い効果のみしか意図されていない。
3. 良い効果は悪い効果を通しては得られるわけではない。
4. 他に良い効果を得る代替方法がない。
5. 危険を冒すのに見合うだけの重大な理由がある。

医療倫理学者たちは,臨床家が終末期の患者の痛みを緩和するために,患者の死期を早める結果となるかもしれないほどの高用量であっても,オピオイド鎮痛薬を投与することが許される理由を,ダブルエフェクト・ルールを引用して説明した[310]。

人生の最後を選択する決定は別にして,通常の2,3日の間隔より高頻度で行われるECTを正当化するために,このルールが使われてきた(Littleとの私信)。この場合,以下のようにダブルエフェクト・ルールの5つの条件が満たされる。

1. 治療は苦痛を軽減する。
2. 苦痛の緩和のみを意図したもので,認知機能障害を悪化させることを意図したものではない。
3. 苦痛の緩和は認知障害に依存しない。
4. 薬物治療または通常のECTは奏効しなかった。
5. 耐えがたいほどの苦痛の緩和は,危険を冒すのに釣り合うだけの十分な理由となる。

このようにダブルエフェクト・ルールは,例外的臨床状況においてECTが臨機応変に施行されうるための倫理的基礎を精神科医に与えた。同様の理由で,ECTは精神障害と知的発達障害を合併した患者に対してもまた施行され得るであろう。

2 要　　約

　説明に基づく自主的な同意は医療の実践にあたり最も考慮されるべき問題である。これは特に精神医療の実践に関連がある。なぜなら精神障害によって説明を理解する能力や治療に同意する能力が損なわれることがあるためである。そのような状況下で，精神科医や倫理学者は，自主性が尊重されるべき場合や，治療が最優先される場合のルールを案出してきた。同意能力のない患者が有効な決定を行えないことにすべての報告者が賛同する一方で，個人の同意能力をどのように判定するか，同意能力はあるが非合理的決定を行う患者を彼らの意思に反して治療するべきか，に関しては意見が分かれている。しかしながら，治療を行わない場合には生命の危険もありうるときには，患者の意思に反して治療されるべきであるとする意見は一致している。強制は通常は避けることができるが，説得が成功しない場合は，強制しないことが非人道的となる。特定の状況にある患者に対して，ECTに関してパターナリズム的な立場をとることは擁護されるだろう。法的規制は，合理的な医療措置を行う上で障害となることがあり，患者の公民権を守るという目的と反する場合がある。

第4章

善　行

　救済と治療を求めて医師を頼ってくる病気を持つ人々は，治療の利益が明確であり，危険性が許容範囲内で治癒可能である場合，治療が提供される。それぞれの疾患に対して行うことができる治療法はたくさんあり，効果や発現までの早さ，費用，毒性について市場で競合が行われている。治療を評価する際，その治療が善であるということが正当性の最も重要な理由となる。この章では，今日の臨床診療の場におけるECTの有用性について検討する。

　けいれん療法は当初，統合失調症の患者へ導入された。使用法が簡便であったために他の精神疾患に対しても試みられ，すぐにうつ病，特に精神病症状を伴うもの，躁病やせん妄を伴う躁病，産後精神病，統合失調感情障害において効果があることが分かった[3,15]。ECTは死亡率が高い疾患である悪性緊張病と抗精神病薬性悪性症候群に対して特に有効であることが分かった[129]。パーキンソン症候群の患者の筋硬直を緩和し[17,96,325]，急性せん妄において救命もすると考えられている[119]。薬物療法による効果がない場合の救済手段となり，これらの特性が継続的に使用されてきた主な根拠である。

　ECTが効果をもたらす疾患は，障害の程度が重く，高い死亡率，高い罹患率をきたし，患者に広範な負担を強くもたらす[277-279]。実際，世界的規模での推定によれば，機能障害をきたす上位100疾患で，単極性大うつ病は虚血性心疾患と交通事故に挟まれて2番目となっている[279]。この大うつ病においてこそ，ECTの効果のエビデンスは最も説得力がある[402]。

　国立精神保健研究所（The National Institute of Mental Health: NIMH）は主な健康目標として，大うつ病に関して，障害による余命損失年数（years of life lived with disabilities）を2010年までに10%減じることを発表

している[280]。世界保健機構（WHO）による推定では，障害調整損失年数（disability adjusted years），能力低下調整年数から計算すると，単極性うつ病が総世界疾病負担（total global burden of disease）の4.4％を占めることが明らかとなった。

1 うつ病性気分障害

　ECTの抗うつ効果に関するエビデンスは，躁うつ病と退行期うつ病において疾病期間と死亡率を減少させるとした報告に始まり，幅広く存在する[42,43,130,184,185,431]。300人のうつ病入院患者の研究では，ECTと三環系抗うつ薬であるイミプラミン，MAO阻害薬であるフェネルジンとイソカルボキサジド，およびプラセボとの比較が行われた[159]。8週間後，症状がなく社会的機能が保たれている患者の割合はECT群で76％，イミプラミン，MAO阻害薬，プラセボでは46～50％であった。ECTは，治療と関係なく改善する「神経症性うつ病」といわれる人々を除き，どの下位分類のうつ病に対しても治療効果が優れていた。

　英国でも同様の研究[263]が行われた。その対象となる状態像は，自己の過小評価，制止，焦燥，睡眠障害，心気症を伴う，通常の悲哀感を超す持続的な気分変調とした。一次性のうつ病であり，他の精神障害から続発的に生じるものではなかった。入院患者は無作為にECT群，イミプラミン群，フェネルジン群，プラセボ群にふりわけられた。4週間後，著明な改善をみた率はECT群71％，イミプラミン群52％，フェネルジン群30％，プラセボ群39％であった。患者を重症（妄想や希死念慮を伴うもの）と中等症に分けると，重症うつ病における改善率は，プラセボ群42％に対しECTが66％と，ECTがプラセボ群より優れた唯一の治療法であった。中等症においてECTはやはり改善率77％と最も優れていたが，イミプラミンも改善率59％であり，プラセボの37％よりも効果的であった。他の複数の調査においても，重症うつ病の治療はすべての他の方法よりもECTが最も優れて示しいる[66,152,179,266]。1985年までの10の調査のメタ分析ではECTの有効性が他の三環系抗うつ薬とMAO阻害薬に勝ることを示している[186]。

　最も新しいメタ分析によれば，うつ病性障害において実際のECTが模擬ECTや薬物治療と比較して有意に効果があることが明らかとなった。著者

らは「ECTの使用には妥当なエビデンスがある。それは単に逸話や習慣，伝統に基づくものではない。……ECTは重症うつ病の治療の重要な選択肢である」[402] (p.807) と結論付けた。また，これとは独立して行われたうつ病におけるECTの2つ目のメタ分析でも同様の結論が示されている[206]。

ECTは抗うつ薬に比べて，患者はより多くの心構えを必要とし，おそらくより強い心理学的な影響力を持つであろう。いくつかの研究がこのような影響を統制して行われた。インドの研究では，けいれん活動が誘発されない点を除いて実際のECTと同一の手法で行われた偽ECTとイミプラミンの組み合わせより，実際のECTとプラセボの組み合わせのほうが有効であることが示された[150]。同様の目的で，イギリスのさまざまな精神科部門で行われた6つの共同研究によって，実際のECTと偽ECTの効果が比較された。5つの研究において，実際のECTのほうが偽ECTよりも優れていた[48,139,160,196,420]が，六つ目の研究では，効果が少ない片側性ECTによる低すぎるエネルギーを用いたものであった[231]。適切に行われた5つの研究におけるECTの加重改善率は68％であり，偽ECTは37％であった。

これらの多くの研究によるエビデンスにもかかわらず，専門家や一般の人々の反感はあまりにECTに対する偏見に基づくものであるため，一流大学病院へ入院している上流知識階級の患者でさえ，治療を受ける保証はなかった。Yale大学の外科学教授Sherwin Nulandは，1970年代初頭に起きた自身の疾患について書いている。

○ECTの個人的経験（1）

30代の終わりから40代初めまで，私はうつ病相となり，徐々に増悪して，結局は精神科病院へ入院が必要となって，1年以上にわたって入院することになった。薬物療法も精神療法も，友人の懸命な努力も，決して私を見捨てることはない愛を持った少数の人々の献身も，悪化していく私の精神状態に対して何ら有益な効果を示さなかった。それまでに試みられた全治療に対して抵抗性であったことに直面し，私が閉じ込められていた施設の上級精神科医は，最終的にロボトミーという過酷な手段を勧めた。

実際，私は病的な執着と恐怖によって完全に障害されていた状態であった。偶然に対する強迫観念，反復する数字への病的執着，無価値感と身体的・性的無力感，宗教的罪責感と神の意思への懸念，儀式的な思考と行動ー，これらが私の精

神のすべての隙間を埋め尽くすほど強烈に絡み合いながら押し寄せていた。それらを前にして私は感情的だけでなく身体的にもすくみあがり，私の背中を丸めた姿勢はどうすることもできない状態へ落ち込んでいくのを反映していた。

　担当だった27歳の精神科レジデントが上級医への同意を拒否したために，私はロボトミーという激烈な治療法から救われた。彼の強い主張で，電気ショック療法はしぶしぶ開始された。私の状態をよく知るみんなは，実際には回復の可能性に絶望していたことを私はのちに知った。

　当初，新しく行われた治療はわずかな変化ももたらさなかった。電気ショック治療の回数を重ねても何の改善も得られなかった。結局，総施行回数は20回に及んだ。治療コースの中盤のあるとき，わずかに変化の兆しが明らかとなり，その兆しは，懐疑的なスタッフの励みとなり，研修中の前途有望な青年を納得させるためだけに始めた治療を継続させることとなった。私は実際には残りの4カ月の入院期間中，わずかな強迫の記憶を残しただけで，すべての症状は消退し，完全にうつ病が消えるほどまでによく回復した。

　その後の17年間，うつ病の兆しはなかった。しかし，この10年間で何度か再発したが，30年前の悲惨な状態にわずかも近づかず，強迫的思考がほんのわずかに見られただけであった。古い痛みが現れ始めると，私の命と正気を救ったかつての精神科レジデントの賢明さ，そしてその存在に立ち返る。　　　(Nuland[287])

●

　教授は手術，教育，執筆へと復帰し，この10年間で広く称賛される著書を複数著した。彼の症状は強迫症状を伴う焦燥型精神病性うつ病であり，ECTが著効する。おそらく，強迫症状は精神外科を検討するものであった。信念のもとに立ち上がった若い医師の勇気によって悲劇は避けられた。

　同じような悲劇に近いことをOsheroff博士は体験した。歯科医師である彼は，1990年代初頭にワシントンD.C.郊外にあるChestnut Lodgeという私立の高級保養所に入院した。長期の精神分析療法は効果がなく，全身的な疾患となったあとに総合病院へ搬送され，効果的な治療を受けた[213,375]。効果的な治療を提供しなかった病院に対する医療過誤訴訟によって，病院側は示談に応じた[306]。

　カナダの心理学教授Norman Endlerは自身のうつ病の苦痛，薬物は重篤な副作用をもたらし効果がなかったこと，そしてECTによって回復したこ

とを，のちに記している。

○ECTの個人的経験（2）

　腕に針を刺され，100から逆に数えるように言われた。数は91くらいに達した。次に気がついたときには自分は回復室にいた。私は若干意識がもうろうとして疲れていたが，混乱はしていなかった。記憶は損なわれておらず，自分がいる場所が確かに分かっていた。

　3回か4回目の治療のあと，私は良くなってきているのを感じ始めた。

　最後のECTは翌朝（9月16日，6回目の治療）に行われ，その夜，妻と私はオーケストラのコンサートへ行った。次の水曜日である9月21日には，最初の授業を行い，3カ月以上ぶりにテニスをし，そして勝った。その夜は性的な活力も戻った。このようにして私の暗黒の休暇は終わった。

　[あとがきでEndler博士は次のように書いている。]

　ECTへの否定的な姿勢は消え難い。……数カ月後，私は心理学の教授であり臨床家である友人に電話をした。……彼と会ったときに自分のうつ病とECTについて話したところ，彼の反応はこうであった。「なんてことだ。どうしてそんなことを彼らにやらせたんだ，ノーム」

(Endler[102])

　アメリカの心理学者であり精神療法家であるMartha Manningは，自身の重症なうつ病の経験について記した。彼女は自分が受けた専門的な訓練と臨床経験から，実際のところ，彼女の患者がそうである以上に，自分自身が大うつ病の診断基準を満たしているということを最終的に理解した。精神療法と同僚からの元気づけの言葉は，改善には不十分であり，しぶしぶ彼女は，うつ病は心理学的に決定されるものではなく，生物学的，おそらく遺伝的な原因があるという結論に達した。抗うつ薬と鎮静薬は厄介な副作用と一時的な軽快をもたらしただけであった。死と自殺に対する考えが頭を占め，日増しに大きくなった。彼女は入院し，6回のECTを受けて回復した。彼女は，自分が薬物療法とECTを受けるという決断に対する同僚や友人たちの偏見について痛烈に述べ，もうひとつの電気的治療であり，心停止時の救命措置に用いられる電気的除細動に対する態度と，どうしてこれほど異なるのかについて疑問を投げかけている。

○ECTの個人的経験（3）……………………………………………………

　ECTを受けたという自分の体験を人に話すことで，実に会話を頓挫させてしまう。今日（1995年）においては，人々はうつ病について論じることに対しては，より率直であるようだ。そう，現に昨日，スーパーのレジ係はプロザックを使っていると私に言っていたじゃない。しかし，ECTはこれらと異なる階級に置かれている。数カ月間，私は多くの人々との会話の中でECTが私のうつ病に終止符を打った功績についてごまかしてきた。しかし，その後に私は次のように考えた。「まったくもう！　私は銀行強盗をしたわけじゃない。人を殺してもいない。恥ずかしく思うことはないんだ」　私はECTについて人々に話し始めた。よくある反応は，私の告白によって気まずい沈黙となり，突然に話題が変わったりするというものである。
　パーティーで知人は憤慨する。「どうして彼らがECTを行うことを許したんだ」私は気色ばんで答える。「私は行うことを許したんじゃない。ECTをしてほしいと頼んだの」

(Manning[257])

　Martha Manningは臨床現場と家族への世話に戻った。
　躁うつ病の悲劇についての最新の証言はLeon Rosenbergによるものである。彼はYale Medical Schoolの前学部長であり，またBristol-Myers-Squibb社の薬物研究のトップであり，現在Princeton Universityの分子生物学教授である。1998年，65歳の誕生日近くに，不眠で落ち着かない夜を過ごしたあと，起床時には強い焦燥感があり，過量服薬による自殺を図った。彼は精神科病院の閉鎖病棟に入院し，ECTが行われた。

○ECTの個人的経験（4）……………………………………………………

　私はまだ意識がもうろうとしていたが驚きを隠せなかった。ECTは何年も前に忘れ去られたものだと思っていた。
　［治療開始］4回のECTのあと，私のうつ状態は著明に改善した。眠れるようになるにつれ，食欲が戻った。8回の治療のあと，気分は完全に回復した。錯乱や健忘，頭痛，その他のときにECTによって生じる症状はなにも経験しなかった。非常に良くなって，不安はあったが仕事に戻る準備をした。
　［リチウムを継続することで効果は持続した。彼は経験をみんなに伝えること

を決めた。]

　私は自殺しようとしたときに自分が精神異常（"脳とこころの病気"）であったと今では理解している。心臓発作が冠動脈疾患の最終結果であるのと同様に，私の自殺企図は精神疾患の最終結果であると考える。両者とも潜在的に致死的であり，既知の危険因子を持ち，主要な公衆衛生上の問題であり，治療が可能でありかつ予防も可能であり，そして恐怖と深い苦悩をもたらす。しかし，両者に関する不名誉は大きく異なっている。心臓発作の犠牲者は「大丈夫ですか」と同情され慰められるが，自殺の犠牲者は「あいつはどうしたんだ」と冒涜される。

　[Rosenberg医師の病気は内科での2年間のレジデント・トレーニングを終えたのち，26歳のときに始まった。突然泣き出したり，自尊心が消え，家族内での喜びを失った。落ち込みは数週間続いた。2回目以降のエピソードは職業上の異動の際に急速に再発した。]

　私の何回かのうつ病期間は1カ月のときもあり，2〜3カ月のときもあった。動作，思考，言葉，すべてのことにエネルギーが必要であるように感じられ，家族とも知人とも関係を持つことが困難であった。

　[一方で]私はうつ状態でない長い期間の，自分の精神の働きが好きだった。一日に16〜18時間働き，論文を手早く書き，独自の科学のひらめきがあり，明瞭に発言し，知人や家族と楽しく付き合うことができた。

　[Rosenberg医師はまた次のような意見を述べている。]

　ECTは比較的少数の病院で行われているため，もしも私がECTを行う病院に紹介されていなかったらどうなっていたのだろう，と感じている。

(Rosenberg[337])

●

　躁うつ病の第一級の研究者として，Rosenberg医師が自分の受けた治療について公表することによって，精神疾患とECT双方への偏見を返上すると判断したのである。

2 精神病性うつ病

　「精神病性うつ病」といわれる，より重症なうつ病の状態では，より軽症の非精神病性うつ病と比較してより急速かつ完全なECTへの治療反応性を

認める。精神病性うつ病は1975年に精神疾患の診断名として分類された[152]。血中濃度でモニターされた量のイミプラミンを投与されたうつ病の入院患者を治療する過程で，薬物療法に効果はないが，ECTによって回復する患者の存在に研究者たちは気がついた。イミプラミンに反応のない群を特徴づけるものは妄想の存在であった。

この治療効果の差異はイタリアでの大規模調査で確認され，1964年に発表され，1979年に翻訳，再度発表が行われた[23,88]。約300人の内因性うつ病の患者で，61％は30日以内にイミプラミン（200～350mg/日）に反応した。反応のない症例は8～10回の両側性ECTが行われ，85％が改善した。約200人の精神病性うつ病（うつ病性妄想を伴う）の群では，イミプラミンに反応したのはほんの40％であり，83％がその後ECTにより寛解した。ECTが抗うつ薬より優れていることは繰り返し臨床報告の評価で確認されてきた[206,224,308,421]。

精神病性うつ病におけるECTの優位性は，NIMHの支援を受けた4病院の共同による両側頭性ECTで治療された大うつ病の研究に関する最新の報告で再び示された[313]。週3回のECTを終えた253人の患者のうち，30％が精神病性うつ病の診断を満たしていた。このうちの95％が寛解に至り，一方，非精神病性うつ病は84％，全体では87％が寛解した。この知見はECTで治療された非精神病性うつ病の反応率が55％に対し，精神病性うつ病では92％が反応したと報告した別の研究によっても確認された[38]。実際，ECTの効果は非常に良いために，特に精神病症状が重篤な場合や自殺の危険性が高い患者に対してECTが第1選択と考えられている[12,15]。

しかし，臨床研究に基づく説得力のあるエビデンスにもかかわらず，未だに精神病性うつ病の治療におけるECTの役割は2通りに故意に過小評価されている。専門家の治療アルゴリズムにおいて，ECTは多数の薬物治療を試みたあとに第3選択，第4選択，あるいは最終的な手段として見なされている[14,83]。ECTの役割についてのより陰湿な中傷は，文献で散見される精神科的治療のレビューにみられる。専門雑誌にある治療困難なうつ病の治療についての特集の中に書かれた「精神病性うつ病管理の新たな取り組み」の章はその一例である[393]。報告の大部分で新しい抗うつ薬，非定型抗精神病薬，またその組み合わせの役割を強調したあと，Schatzberg[353]は他の治療法について述べたところで補足として次のように結論づけている。「精神病性うつ病の治療にECTを推奨する十分なデータがある一方で，ECTに対する実際の

不利益や認識としての不利益も存在する。それゆえ，それは他の選択肢が失敗したあとで考慮すべきだ」(p.21)。その代わり，まだ臨床試験の途中で市販の認可がされていないうつ病の薬物についての議論がなされている。

3 費用 対 効果

ECTと抗うつ薬の治療を比較すると，ECTを受けた患者の入院は平均13日短く，相当な資源の節約となることを意味している。治療上の利点に加え，経済的利益は重症のうつ病患者に対するより多くのECT利用を支持するものである[247]。

1993年のアメリカにおける総合病院の入院患者調査で，大うつ病患者の9.4％がECTを受けていた[293]。ほとんどの大うつ病の患者が他の治療法を試みられたあとにECTを受け，その滞在のためにより多くの費用がかかる一方で，入院から5日間のうちにECTによる治療を受けた患者はより滞在が短く，費用もかからないことがわかった。速やかにECTを開始することは入院期間の短縮化と費用の軽減に関連していた。同様の経験について，入院する代わりに外来でECTを行った場合にかなりの省力になるということを症例報告と短報が示している[42,360]。

4 自殺の危険

自殺と自殺企図は主要な精神病におけるリスクであり，一般人口に比べて著明に死亡率が高い[注]。最近の推定によれば，うつ病の人の生涯リスクは4％で，入院経験のある人の生涯リスクは約9％であるとされている。

自殺の60％は，最も危険な時期とされる初めの3カ月を含め，うつ病罹患後の1年の間に起こっている[47]。薬物治療中のうつ病の再発は，不全寛解が主な原因となる[47,190,295]。薬物治療後1年間の経過観察で，寛解した患者の20％，やや改善した患者の80％が再発する[392,394]。

自殺の危険性は，入院が必要なほどに状態が悪いうつ病の患者で特に深刻である[82,334,370]。うつの間の深刻な絶望感，心気的な念慮や妄想，自殺や自傷

注) Harris, F. C., & Barraclough, B. (1997). Suicide as an outcome for mental disorders. A meta-analysis. *The British Journal of Psychiatry, 170*, 205-228.

の思考は自殺を予見させる[355]。現在行われている研究では，ECTを受けた患者で自殺企図の発生率が3％，活発な希死念慮や自殺の恐れ，そぶりが27％に見られたという報告がされている（Kellnerら[203]の許諾による）。

　薬物治療が今日のうつ病の治療に用いられる主な手段であるが，自殺の危険に対する影響力は明らかにされていない。AveryとWinokur[25]は519人のうつ病患者の6カ月間の経過を調査し，治療後の自殺企図は，適切な抗うつ薬治療を受けた患者で4.2％，不適切な抗うつ薬治療では7％で見られたが，ECTを受けた患者では0.8％であった。

　1985年と2000年の間に承認された抗うつ薬に関するFDAへの報告書によれば，無作為割り付けされた患者の自殺率は新しく承認されたSSRI（0.59％），標準的な比較対象である抗うつ薬（0.76％），プラセボ（0.45％）で類似していることを認めた[205]。著者らは自殺率の減少に対して薬物治療にプラセボ以上の効果はないと結論づけた。

　ECTが自殺率に与える影響についてのエビデンスのレビューでは，Tanney[387]は1938年以降のECT時代の自殺発生数が，ECTの導入前より少ないことを見いだした。前述したAveryとWinokurに加えて9編の研究を引用し，自殺率は7つの研究で減少し，2つで変化を認めなかった。PrudicとSackeim[321]はECTと自殺に関する文献のレビューを行い，自殺行動に対してECTは短期的効果があるが，長期的効果のエビデンスはほとんどないことを報告した。興味深いことに，彼らの報告では，自殺の危険性への効果とは関係なく，ECTによる治療を受けた患者の死亡率は全体でみると減少していた。右片側性ECTによるうつ病患者の治療によって，彼らはハミルトンうつ病評価尺度の自殺項目（第3項目）のスコアが著減するのを記録した。全体としてのうつ病スコアの減少の有無とは関係なく，自殺の項目に対するECTの影響は大きかった。

　現在進行中であるNIMHの基金による，大うつ病患者に対するECTに関する多施設共同研究で，単極型うつ病患者444人が両側性ECTを受けていた（Kellner[203]らの許諾による）。ハミルトンうつ病評価尺度を用いて自殺の危険性を評価すると，118人が活発な自殺念慮や行動，そぶりを示し，13人で現在の病相期に自殺行為がみられた。週3回のECTを行った場合には，ほぼすべての患者で自殺の危険率は0％まで低下し，1回のECTでは患者の27％，3回（1週間）では60％，6回（2週間）で81％，そして9回（3週間）で

90％に有効であった。

自殺の危険性および薬物の遅い効果出現を考えると，ECTは最終的な治療の選択肢であると専門治療アルゴリズムが推奨していることは，自殺を行う患者を不必要な危険にさらすことになる。ECTによる速やかな改善は，治療計画の早期にECTを考慮することの正当な理由となる。

5 産後精神病

急性の抑うつ性精神病は出産直後では頻繁に，時には妊娠後期における報告がみられる。ヨーロッパでは，このようなエピソードは循環型精神病と考えられている。ECTは急速かつ確実に効果があり，その結果，母乳を与えることや育児を再開することが可能となる[312]。リチウムやベンゾジアゼピン系などの薬物は母乳に蓄積し，乳児の発達に影響するが，ECTに用いられる麻酔は乳児に害はない。授乳中はすべての薬物を避けることが望ましいため，これらの劇的な精神病においてECTは薬物治療より好まれる。次の症例は1つの例である。

○産後精神病

38歳女性が，遷延分娩だったものの合併症はなく，第1子を出産した。待望の健康な3400gの男児であった。夫との仲は良かった。彼女は出産後，よく眠れずに不安が増し，部屋の中を歩き回った。子どもが奇型で，自分の性器が出産で破壊されたと言いながら，誰かが子どもを毒殺，もしくは別の方法で傷つけようとしていると怖がった。当初，病気は一過性であったが，徐々に精神障害が持続するようになった。

精神科病棟へ入院したあとは泣いたり笑ったりを繰り返し，職員を認識していないようであった。

臨床症状は不安，混乱，妄想，気分の変動が混在した典型的な循環型精神病であると考えられた。2日おきに4回のECTを行ったのちに健康な精神状態を回復した。子供に母乳を与えることができるようになり，2週間後に退院となった。

(Ottosson[305])

このような患者はしばしば抗精神病薬で治療されるが，その効果の発現は

ECTよりも遅く，母乳栄養を危険性の高いものとしてしまう。産後に抑うつ性精神病となったAndrea Yatesさんの悲劇的な体験を第8章（p.121）に記している。

▎6 躁　病

初期の試行段階で，ECTの使用は躁うつ病の患者の治療に拡大され，躁病相とうつ病相の双方での効果が認められた。50年間の経験からのレビューで，ECTにおいて急性躁病の患者の80％が改善することが分かっている[275]。しかし，ECTとリチウムとの前方視的比較調査では，ECTはわずかに優れているにすぎなかった[366]。ECTと抗けいれん薬の比較は行われていない。

従来の臨床実践では，ECTは薬物抵抗性，かつ，急性のせん妄に伴う躁状態のような重症の場合に限られている[119]。このような「躁病性せん妄」または「せん妄性躁病」は3〜4日連日のECTに反応する[119,222,255]。

▎7 統合失調症

精神医学的分類では，統合失調症はいくつかに分けられる。ECTへの反応性は疾病の型と罹患期間によって異なる。結果としてECTの効果に関する意見は賛否両論であり，有効であるとする人もいれば有効でないとする人もいる。

今日における統合失調症の診断は難しい。未だに多数の報告で，精神病性の重症うつ病や躁病エピソード，中年（40歳以上）での急性発症ですら，統合失調症と記載している。少なくとも5つの型が認められており[13]，このような表現形と発症の多様性は，さまざまな病因や単一疾患としての分類が正当ではないことを反映している精神病性うつ病（DSM296.34）や精神病性躁病（DSM296.44），統合失調症型障害（DSM295.40），統合失調感情障害（DSM295.70）の基準を満たすような多くの患者では，典型的な統合失調症ほどに難治性ではない状態像を呈する。統合失調症を診断し，より急性かつ重篤な障害を除外するためには，何カ月，時には何年もかけて患者を診察し，この障害が有効な治療への反応が悪く，無関心，引きこもり，認知機能低下といった陰性症状が特徴的な進行を示すということを考慮するのが唯一明ら

かな方法である。

　統合失調症と診断された多くの患者にとって，ECTは抗精神病薬に取って代わられた。この交代は，ECTより薬物の優位性が立証されたためではなく，使用が簡便であることと費用がよりかからないためであった。実際，ECTは薬物療法と比較して，効果は同等で，効果発現もより早いとまではいわないまでも同程度であると現実に報告されている[128]。

　統合失調症患者へのECTに関する評価の多くは前抗精神病薬時代に行われており，精神病状態となって2年未満の患者における病気の寛解が報告された。これらの研究で用いられた診断基準は現代の分類基準よりも幅広く，一部はストレス要因への反応という精神力動的概念に基づいたものであった。現代の分類において優勢である，精神病性うつ病，躁病，循環型精神病，統合失調性感情障害に下位分類する試みはなされなかった。結果として，これらECTの効果に関する分析は深刻な不備があった。最近のECTのメタ分析では，複雑かつ多様な診断方法で統合失調症と診断された患者を対象に，46の研究報告のうちの24の治療試験を検討し，ECTと偽ECT，抗精神病薬投与を比較した[391]。ECTは偽ECTを超える有利性を示したが，その効果の持続期間については調べていない。著者らは，統合失調症へのECT使用を支持するエビデンスはわずかしか見いださなかったが，薬物単独に反応しない患者でECTを抗精神病薬と併用した場合により効果が高いという見解を持っている。この評価は抗精神病薬単独で効果が不十分な場合，ECTが抗精神病薬の作用を効果的に増補するという意見と一致する[68,146]。特に関心が持たれているのは，適量から高用量のクロザピン単独使用でほとんど改善しなかった患者における，クロザピンのECTによる増強作用である[137,210,211,232]。増強作用の効果は焦燥，敵意，攻撃性，華々しい妄想の減少にある。ECTによる増強効果はしばしば精神病に対する抗精神病薬の効能を拡大する。

　緊張型統合失調症は，罹患期間にかかわらず，よくECTに反応する[129]。妄想型統合失調症の反応はさまざまである。明白な妄想と幻覚や多動，敵意で特徴づけられる病態では，特に発症後1年のうちであればECTへの反応が良好である[3,4,111,118,119]。陰性症状が優位であり一般に解体型，残遺型，分類不能型に分類される統合失調症の患者は，抗精神病薬と心理社会的介入と同様にECTへの反応性も乏しい。ヨーロッパの精神科医は，双極性気分障害の一型と考えられる統合失調症に似た疾患である循環型精神病を認めてい

るが[32,259,311,312,316]，これらの患者はECTに対して劇的に反応する[246]。

8 悪性緊張病

緊張病は2つ以上の特異的な症状が，24時間以上にわたって続く運動障害である[129]。無言，拒絶症，姿勢，反響現象，強直，常同症が主な行動の症状である。今日，急性期精神病治療施設に入院する患者の約10％を緊張病が占めている。緊張病の特徴は統合失調症の特性を示すこともあるが，感情障害，あるいは器質性精神病でより多く認められる[129]。運動症状に発熱，自律神経症状，意識変容を伴う場合に悪性型緊張病と定義される。

緊張病は多くの型が特定されている[129]。悪性症候群はクロルプロマジン導入直後に記載され始め，現在では抗精神病薬性悪性症候群と認識されているが，これは緊張病の一種である。この症候群は急性発症，発熱，強直，無言，拒絶症で特徴づけられ，悪性緊張病とは区別ができない。両者ともバルビツレートやベンゾジアゼピンに迅速に反応する。これらの薬物療法が失敗した場合でも，この状態はECTにすばやく反応を示す。実際，ECTは救命的選択肢である[115,118,119,129]。

9 パーキンソン障害

パーキンソン障害の患者へのレボドパによる治療中にon-off現象が発生した場合，ECTが強直を緩和し，運動機能を改善させる[17,96,325]。高齢とレボドパの長期投与歴は良い効果を予測させる因子である。ECTの良好な効果は併発したうつ病の存在とは関係しない。これらの病態に対して今日の臨床実践においてECTは十分利用されていない。おそらくこれは，老年病専門医や神経内科医がECTを"純粋な"精神科的治療と捉え，十分に治療効果に精通していないためであろう。

10 ECTの実践を最適化するには

ECT研究と臨床経験の発展は現代のECTの実践に大きな影響をもたらしている。現代では，明確な方法によって著しく洗練された治療となり，効果

(1) けいれん活動の重要性

ECTの効果は，心理学的要因ではなく，脳けいれん活動の誘導によるものである。抗けいれん薬（リドカイン）によってけいれん活動が抑制された治療では，発作が完全に生じた場合よりも臨床効果が少なかった[296]。けいれんが起きない刺激や偽ECTには効果がなかった[48,111,160,196,300,301]。近年におけるECTのけいれんに代えて，さまざまな無けいれんの治療法（経頭蓋磁気刺激［TMS］，迷走神経刺激［VNS］，脳深部電気刺激法［DBS］，イソフルレン麻酔）の試みは失敗に終わっており，化学的（ペンチレンテトラゾール，フルロチル）や電気的誘導によるけいれん誘発に匹敵する効果が見られていない。

(2) 継続的治療の必要性

ECTは主に経過の長い精神障害の患者に対する急性期治療として用いられる。抗うつ薬と同様に，寛解後数週間，特に効果的な維持療法が行われない場合に，再発がよく見られる[396]。最初のECTコースのあとには通常抗うつ薬が処方される。プラセボを用いた継続治療と比べて，イミプラミン（75～150mg/日）は6カ月間の再燃率を，69%から17%[357]，51%から20%[186]，65%から30%[238]減少させるという報告がある。ある研究では，選択的セロトニン再取り込み阻害薬（SSRI）パロキセチンはイミプラミンより有効で，それぞれの再燃率が20%と30%であったという[238]。

NIMHの支援で行われた3つの大学医療センター共同研究では，ECTによって寛解した単極性大うつ病の患者に対して，プラセボ，三環系抗うつ薬であるノルトリプチリン，およびノルトリプチリンとリチウムの併用の3つの維持的薬物投与群へと無作為に割り付け，薬物血中濃度のモニタリングも行った。6カ月の追跡調査で，再燃率はプラセボ群で84%，ノルトリプチリン単独群で60%，ノルトリプチリンとリチウム併用群で39%であった[349]。このような期待はずれの結果となった原因として，ECTの刺激が弱く片側性の電極配置であったためにECTから薬物治療に代わった時点で患者が十分に寛解していなかったことがある[4,121,202]。

継続（維持）ECTは維持的薬物療法のより強力な代役となる。抗うつ薬

が開発される以前の数十年間では，ECTのコースは幅広いものであった。1回のコースで8〜20回の治療を受ける患者が多かったが，再燃の徴候が認められ次第，臨時のECTを周期的に受ける患者も多く，このような継続療法は成功をおさめていた[200]。抗うつ薬が導入され，多くの臨床家が初期治療と継続療法のどちらにおいても，薬物がECTに取って代わると信じた。しかし，経験が積まれるにつれ，初期治療として薬物が不十分である患者も多いことがわかり，ECTは再び臨床的に使用されることになった[3,4,118,119]。継続ECTは徐々に臨床現場に再導入され，月単位の長期的なコースを外来で受ける患者が現在増加している[3,118,119,149,219,220]。例えば2000年のGagneらによる診療録の後方視的調査によれば，大うつ病のECTが奏効したあとに継続ECTと抗うつ薬の治療を受けた患者は29人であった。ECT後に抗うつ薬のみを投与された患者同数との比較を行い，平均追跡期間は3.9年だった。この非無作為比較研究では，結果は継続ECT群のほうが優れていた。2年間再燃・再発を生じない累積確率は，継続ECTの患者で93%，抗うつ薬単独の患者で52%だった。5年間では，非再発率は継続ECTの患者で73%に下がるが，抗うつ薬単独の患者では18%にまで落ち込む。再発までの期間は継続ECTの患者で6.9年，抗うつ薬単独患者で2.7年であった。

治療効果に関して継続ECTとリチウムおよびノルトリプチリンの比較試験が行われており，結果が2004年に出る予定である。

継続ECTに同意するときにはECTによって患者の症状は消退しているので，自発的なインフォームド・コンセントについて懸念する必要はないだろう。外来患者で治療が行われる際には，患者は徒歩や自転車で治療に行き来することも，または家族や友人の援助で病院へ行き来することもできる。継続ECTが実践されることが，ECTへの懸念を払拭することに貢献してきた。

(3) 技術的側面

通電において発作の質と抗うつ効果は，電極配置（片側性，両側頭性，両前頭性）と通電エネルギー用量（けいれん閾値によって調整するさまざまな倍数，年齢による方式，または脳波の視覚的観察）によって変わってくる。

両側頭部に置いた電極による両側刺激が最初の方法であった。脳の左半球は言語記憶の中枢であるため，言語と記憶の中枢への電気刺激による直接的影響を最小限にするために右半球への片側刺激が導入された。40年以上にわ

たって行われてきた，片側電極配置を用いた治療の比較研究では異なる結果が得られている．すべての研究で右片側性ECTは両側性ECTよりも認知への影響が少ないと一致していたが，抗うつ効果については同等であるとするものがある一方で，両側性ECTのほうが優れているという意見もあった[3,4,89,300]．近年行われた22の比較試験のメタ分析の結果から，片側性ECTよりも両側性ECTのほうが効果が高いことが明らかにされた[402]．

両側刺激と非優位（通常は右）半球の片側刺激のどちらが優れているかという問題は，倫理的な意味を持つにもかかわらず，多くの場合技術的側面のみが論じられる．重要な問題は，治療の有効性と無害性の原則がどのように満たされているかであり，または治療効果とリスクのバランスがどのように適性に行うかということである．多くの近年のメタ分析では，総合的に片側刺激に対して両側刺激の優位性が示されたが，いくつかの単独の比較研究では抗うつ効果が等しいという結果を示している．片側刺激に伴う治療直後の認知障害は少ない．しかし，発作閾値の滴定に関する片側刺激の比較では，用量－反応の関係は少なくとも発作閾値の12倍に広がっていたと報告している．臨床的効果が改善されるとともに，記憶検査への影響も増加していた．片側性ECTで抗うつ効果を得るために必要な高用量のエネルギーは，両側性ECTでは閾値をほんの少し超える刺激しか必要としないことと対照的である．前向性健忘への影響は，治療後，最大で約4週間続くという点で両方法は共通していた[262]．仮にこのような観察がこれからの研究で追認されるならば，認知障害の発現を減じるために片側刺激が好ましいという見解が問題となってくるだろう．その上，類似した患者群での非無作為比較研究では，最近の両側刺激による治療報告[288,313]と比較して，右片側刺激での寛解率が低いことが示されている[347,348]．このようなエビデンスは，疾患の重症度によっては片側刺激より両側刺激を用いるほうが好ましいことを示している[3,121]．

刺激のパラメーター，電極の配置，麻酔や併用薬などが実に多様であることを考慮すると，すべての臨床場面に対する1つの方法を推奨する試みは無益である．UK ECTグループによるレビュー[402]が結論づけたように，異なる臨床場面ではおそらく異なる治療法が必要である．抑うつ症状を改善させるために最適なECTを行うことと認知障害を最小化することの間でバランスを考える際に，病気がより重篤で症状の軽減に急を要する場合，治療の無害性よりも治療の利益を優先させることが妥当である．このような状況では両

側刺激が第1選択となる。緊急性が低ければ，無害性の原則をより重視して片側刺激の使用が支持されるだろう。

躁病，緊張病，せん妄では両側刺激によって良好な結果が報告されている。われわれはこれらの疾病に対して片側刺激を用いた経験がないために両側刺激を信頼せざるを得ない。

(4) ECTの作用機序

しばしば聞かれるECT使用を反対する理由として，作用機序が未知であるというものがある。これに対して，作用機序を理解することに価値はあるが，いかなる治療においても治療の有効性と安全性が最重要であるといえる。ECTは，医学における他の多くの効果的かつ安全な治療と同様に，作用機序については知られていない。ECT研究およびその仮説は，主にECTの抗うつ効果に集中してきた。

ECTの抗うつ効果は明確にされており，他のうつ病の治療よりも強力である。抑うつ症候群のすべての症状が改善するのであって，単独の症状だけが改善するのではない。その当時予想されたうつ病性の原因に基づいて，ECTの抗うつ効果に対して多くの解釈が提示された。不安や処罰のような心理学的仮説による抗うつ効果の機序がかつては優勢であったが，偽ECTが無効だと分かり，これらの理論は放棄された。また，悲しい思考の忘却という解釈も当てはまらない。うつ病の寛解とともに記憶機能が改善するという報告もあれば，一時的に悪化するというものもあるが，このような記憶への影響は抗うつ効果とは無関係である[3,85,111,112,120]。

多くの著者は，脳の神経伝達物質（セロトニン，ノルアドレナリン，ドパミン）に対する抗うつ薬の効果の理論と比較して，ECTの効果について述べている[106,156,256,360]。アセチルコリンの特異的な役割も考えられた[110]。これらの理論は主に動物実験に基づいており，ヒトへ応用が試みられて，一部での支持を受けた。抗うつ薬はシナプスでの神経伝達物質の再取り込みを阻害して，神経伝達を促進すると考えられている。シナプスの伝達効果は抗うつ薬と同様だと主張し，ECTが受容体感度を高めるという報告もあるが，これらの知見を追認できない結果を示す報告もある[131]。脳内モノアミンに基づく神経伝達の解釈を支持する十分なエビデンスは得られていない。

ECTでの脳波上変化に関する調査は神経生理学的解釈に基づいている[6,125]。

ECTでは治療を重ねるにつれ，発作間欠期の脳波は振幅の増大を伴う周波数の徐波化と高電圧群発活動が観察される。ECTを行っている4週間，治療の翌日の変化を計測すると，脳波の徐波化が進むにつれて，うつ病の改善の度合いも大きくなった。徐波化の欠乏は臨床効果の乏しさと関連していた[125]。片側性ECTを受けている患者においては，徐波化の程度がより少なく，非対称性が認められた[413]。これらの報告は，デジタルコンピューター技術を用いた詳細な研究で追認され，臨床成果が良好であった患者ではより大きい脳波パワー値と発作後抑制がみられた[132,285]。量的脳波計測によれば，異なる電極配置，相対的刺激強度，そして治療上の反応に対する影響にも多様性も示す[227,228]。Abrams[3]は臨床効果と（脳波に反映される）発作の全般化に焦点をあてている。脳波計測値と臨床効果の関連性ははっきりと確認され，臨床上との強い関連を示したが，一方でこの関連性をもたらす作用機序は未だに実証されていない。

　神経内分泌仮説はさらに有益で，よりいっそう確立されたものである[118,120]。体内の内分泌腺から分泌されたホルモンは，日，月，そして生涯にわたる周期の中で生命維持，成長と成熟の調整，覚醒と睡眠，摂食と性，覚醒度に主要な役割を果たす。これらは脳内の2つの主要なホルモン中枢である視床下部と下垂体によって調整されている。重症な精神疾患，特に大うつ病において体内のホルモン機能が広く障害されるという発見は，精神的疾患におけるホルモンへの注目を促した。副腎でコルチゾールが過量に産生されることなどが一例である。この分泌過多は視床下部からのホルモン分泌を抑制する程度までにホルモンの血中濃度を上昇させる。すると下垂体機能は障害され，抑うつ気分，食欲不振，体重減少，不眠，性欲減退，思考への集中力低下，記憶の減退，その他うつ病の主要な症状が現れる。

　急速かつ大量の下垂体ホルモンの放出は発作のたびに生じる。ホルモンの影響の次のカスケードでは，下垂体産生物質が放出され，体内の腺細胞の作用を変化させる。最初の影響は一過性だが，4～5回の治療で正常のフィードバック作用が再び定着する。摂食と睡眠が正常となり，活動性や感情，記憶，思考の改善がすばやくこれに続く。

　改善した内分泌機能は，効果的なECTコースのあとも通常は持続し，患者は良い状態が持続する。またあるときには，ホルモン機能が再び悪化して，精神的障害が再び現れる。このような事例では，正常なホルモン機能と正常

な精神状態を保つために，治療を繰り返す必要がある。視床下部－下垂体－副腎皮質系の過活動は，おそらく，反復性大うつ病における海馬体積の減少が原因であろう[53,361]。このような場合では，ECTによって海馬体積が回復するが，それが治療効果の機序の一部であると考えられる。

今のところ，糖代謝におけるインスリンや細胞の代謝における甲状腺ホルモン，カルシウム代謝における副甲状腺ホルモンのような，気分や思考に直接影響する物質は同定されていない。これらのペプチドホルモンが同定され，全身疾患にホルモン補充療法を用いているのと同様に，ホルモンの代替となる合成化学物質がECTに置き換わることが可能であろうと，われわれは楽観的に考えている。

視床下部－下垂体系が脳脊髄液中や血液中に何百種ものペプチドを放出していることが分かっているので，神経内分泌仮説はまた，ECTの抗精神病作用やその他の作用にも適用できる可能性がある。気分に影響するもの，また思考，記憶，運動機能に影響するペプチドも可能性がある。

11 要　　約

ECTは多くの疾患に有効な治療法であり，しばしば他の治療法よりも有効である。その効果のため，重症な精神的疾患の治療法として考慮しないわけにはいかない。

重症うつ病では，ECTは第1選択としても，抗うつ薬の効果がなかった場合にも効果的である。精神病性うつ病はたいてい抗うつ薬単独治療で，難治性で自殺の危険性が高い場合にはECTが第1選択となる。抗精神病薬と抗うつ薬の組み合わせはより作用発現が遅く，副作用が多い。

ECTは悪性緊張病，循環型精神病，急性せん妄，悪性症候群，産後精神病，パーキンソニズムなどに対しても非常に効果的で，時には救命的でもある。

ECTが最も効果的な治療であるといっても過言ではない。ECTの利用は有益性という倫理原則も満たす。患者を適切に治療できないと，病状の悪化，病状の遷延，そして死さえ招くことを考えれば，ECTを差し控えることは非倫理的であると断言してもいいだろう。

第5章

無 害 性

　副作用による障害，危険性，そして不快感は医学的治療や検査に必ず伴うものである。ECTには副作用はほとんどなく，期間も短い。その有益な効果に見合うためには，さらに長いリストを挙げる必要がある。しかし，ECTの本質が危険性のある大発作を引き起こすものだという事実にもかかわらず，そのようなリストを挙げることは不可能である。自発的なてんかん発作と異なり，けいれん治療の発作は医療の管理下で引き起こされる。治療の前に身体の検査が行われ，危険を最小限にするための必要な処置がとられ，専門家への相談が行われる。麻酔科医が十分な酸素化を行い，筋収縮を緩和する。臨床医がECTの危険を最小限に抑えたため，全身疾患の患者や妊婦，かなりの高齢者であっても安全に治療行うことができる。実際，現在のECTは侵襲が少なく，専門的な技術は確立されているため，絶対的な禁忌はほんのわずかしか存在しない[3,4,15]。現代のECTの技術は大衆文学や映画で描かれているような，骨折を起こしたり頭をぼうっとさせたりする処置とは全く違うものである。

　すべての予想される危険，例えば治療に対する恐慌や不安，骨折，自発性の発作，死，認知機能障害，脳損傷などがあるが，今日の臨床実践としては，記憶に対する影と関連するのみである。記憶の欠損はほとんど常に限定され一過性のものであり，さらに現在のECTではこれらの影響をより最小限にするように技術を発展させてきた。とはいえ，このことは世間や専門家を怖がらせ，ECTの使用に著しい障害を生じさせている主な理由となっている。

1 恐怖と不安

　ペンチレンテトラゾール（商品名メトラゾール）は発作誘発に最初に使用された静脈注射薬である。注射をするときには，今にも死んでしまいそうな激しい感覚と堪えきれない速い動悸を伴うため，その後の治療に対する協力を得るのはほとんど不可能であった。電気による発作誘発は，恐慌や不安を取り除く効果へと速やかにつながって，麻酔は予期する恐怖を軽減させた。このようにして最初の治療を経験したあとでは，たいてい患者は進んで次回のECTを受けにくる[102,257,287,337]。

2 骨　　折

　体の急な収縮は骨折を引き起こす場合がある。臨床医は収縮を緩和させるための拘束布の使用を考案したものの，骨折は未だ生じていた。サクシニルコリンのような化学的な筋弛緩薬が使われるとともに，それ以後の骨折の懸念はなくなった。例外的な骨折の出現は治療技術の不手際の結果である[15]。

3 自発的な発作

　化学的な発作誘発は，薬物が体内を循環し続ける間に，時に2回，さらには3回目の発作を引き起こした。これらは治療後の最初の数時間内に生じた。自発的な発作はペンチレンテトラゾールのあとでは時折生じたが，インスリン昏睡療法ではさらに多く発生した。電気による発作誘発によるこのような報告はない[10]。

4 死

　麻酔や多数回の発作誘発，また，超高齢者や妊婦，全身性疾患の患者に施行しているにもかかわらず，死亡率は非常に低い。直接死亡率は小手術や出産と同等と見積もられている[3,4,11,15]。1980年代，発生率は10万回の治療で4件の死亡率であったとされ，最近ではこの率は10万回に2回（または1万人に

1人）の死亡率に減少している[3,4,217)]。興味深いことに，どういうわけか入院後のうつ病患者を対象とした長期的な追跡調査によれば，ECTを受けた患者のほうが薬物治療を受けた患者よりも死亡率が低かった[24,321)]。これらの結果の考察からAbramsは，死亡率の抑制は安静時の血圧降下も寄与しているかもしれないが，おそらくうつ病を軽快させた結果であろうと述べている[379)]。

自然死亡率はECTを受けた年齢層では1年に4.5％，6週間で1/195件であった（Glynnら，1995）。これと比較すると，向精神薬，特に三環系抗うつ薬やベンゾジアゼピン内服中の16～39歳の女性における致死的心筋梗塞となる危険性は17倍に達し，くも膜下出血では3倍の危険率となる[3,4)]。

自殺は精神病患者の主な死因の1つである。ECTは明らかに自殺の危険を減少させる。希死念慮や自殺企図に対して，ECTは即時に効果を示す（第4章）。

5 認知への影響

認知障害や記憶の欠損はECTで最も心配される作用である。この作用については洗練された神経心理学的検査によって広い範囲で研究が行われている。認知への有害な影響によって，治療法の向上を目的とした最新の研究が行われるようになり，多くの業績を収めることになった。最近の治療法は従来の方法に比べて，記憶への影響がより短期間となり，度合いはより少ないものとなった。

各発作の直後に現れる認知への影響は，覚醒してすぐに見られるもうろう状態である。話し方は不明瞭で質問に対して曖昧に答え，見当識も不完全である。持続期間は患者の年齢や身体状態によって異なり，高齢者で身体状態が悪ければ，よりもうろう状態は悪化し，長期間となる。記憶もまた治療技法によって影響される。使用される麻酔，治療の数や頻度，電極配置，電気量などの因子によって，治療による短期間の記憶への作用が変わってくる。発作直後に生じるもうろう状態は数分から数時間の間で見られることもあるが，たいていの治療では数時間で清明となる。

記憶障害はECTにおける1つの特性である。それは顕在記憶（われわれが気づき，説明できるもの）に限られている。潜在記憶（われわれが学んだり，経験したもの）は影響されない。意味記憶（一般的な知識）や手続き記憶

（技術）も影響を受けない。p.77に紹介する患者[21]のように，時に知覚記憶（知覚的印象の再認）のみが影響を受ける。ECT後における特徴的な障害はエピソード記憶に関するものであり，逆向性健忘（治療前の出来事に関する健忘）と前向性健忘（治療後の出来事に関する健忘）として現れてくる。

これらの作用は各発作直後に最も顕著に現れ，治療の回数が増すごとに程度や持続時間が増していく。年配の患者では，若年者に比べてより強く，より顕著に障害が出現し，また，より長期間持続する[344,345]。

電極の配置も記憶に影響を与える。両側頭に置いた電極を通して電気刺激を行った場合，片側刺激に比べて，より速やかに記憶への影響が現れる[3,4,15,344,345]。サイン波電流を基礎とした刺激は，現在使われている短パルス矩形波電流に比べて，より記憶障害の原因となる[324]。

記憶への影響はほとんど一過性であるが，治療効果はもっと長く続く。効果による利益が持続することと記憶への影響が一過性であるということの乖離から，記憶障害を回復過程にとって不可欠なものであるという考えを排除することができる。記憶への影響は副作用であり，治療の一環ではない。

(1) 逆向性健忘

逆向性健忘では，治療に先行した出来事を思い起こせない。個人の生活の出来事や公共の出来事について，例えば，昔のテレビ番組を想起させる検査を行うことで明らかとなる。最近の出来事はより遠い昔の出来事に比べて想起することが難しい。病気が重症であった数週間，あるいは数カ月間に生じた出来事や，治療中の数週間に起きた出来事の記憶が失われることがある[61,63]。このような想起の困難さは，ECTを受けていない重症の精神病患者でも見られ，このことは逆向性健忘の大きな原因には病気に関連した要因があることを示唆している[62,63]。このような状況では，出来事を記録していないから想起できないのである。三環系抗うつ薬によっても想起は障害される[60]。三環系抗うつ薬よりも好んで用いられ，ある種の熱狂ともいえる選択的セロトニン再取り込み阻害薬（SSRI）やその類似薬の使用は，これらの薬物の想起に与える影響が少ないことによるものである[109,169]。実際，SSRIによる治療の間に記憶の能力が改善したが，古くからある三環系抗うつ薬での治療では見られなかったという報告がある[241,286]。

さまざまな検査を行った初期の論文39編のレビューでは，通常ECTは長

期の記憶障害を起こさないという結果が確認された。前方視的研究では，特に自伝的記憶において，わずかではあるが持続的な欠損が，ECT後の数カ月間で見られた。このような記憶の欠損は，全く想起できない状態よりも患者を困らせたという[389]。ほぼすべての研究で古い刺激方法を用いており，これらの方法は現在の短パルス波刺激に比べてより強く記憶障害を引き起こす。

最近の研究では，ECTコースから時間が経つほど，記憶への影響は軽減すると述べている。短パルス波両側頭性ECTによって治療を受けたうつ病患者における逆向性健忘の研究で，Calevら[63]は個人的・公共的な出来事の想起は1カ月後にはECT前のレベルに回復し，6カ月後にはECT前の想起のレベルを超えていたと報告した。他の研究でも，ECT 2カ月後の観察では，電気用量と電極配置に関係なく，元のレベルから想起の能力は低下していなかったと報告している[242,347,348]。

(2) 前向性健忘

前向性健忘は，ECT後の出来事に関する記憶への影響として現れる。ECT後の前向性健忘の背景にある神経心理学過程を理解するためには学習（習得）と保持（固定）の区別が役立つ。うつ病である期間，新たな情報を学習する能力は障害されるが，これはおそらく，注意，集中，意欲が影響を受けるからであろう。ECTや薬物，あるいは自然にうつ病が軽快したときには，患者の注意，集中，関心，実行機能は回復している。しかし，治療そのものによって一時的な記憶の保持（固定）の障害が起こる。ECT後に記憶が障害を受けるという主張は半分しか当たっておらず，学習の能力は抑うつ気分や思考制止が軽快するにつれて改善する。認知への影響が重い「仮性痴呆」と呼ばれるような病気の症状が顕著な患者でさえも，著しい記憶の改善がみられる[207,338]。しかし，患者によって，特に治療によって病気が改善しない患者では，記憶への影響によって苦しみが増えたように感じる場合もある。

前向性健忘の持続時間についてはCronholmら[297]によって研究されている。パルス幅5msecの一方向性パルス波刺激による両側性ECTでの研究で，言語対を提示して3時間後に再生させる検査を用いたところ，1回目の治療の6時間後では治療前レベルの43%，2回目の治療では26%と，治療が重なることで障害の度合いが増えることが示された。ECTコース（2〜12回の治療）

終了後4〜5日目では47％のレベルであり，1週間後では84％，1カ月後には104％となっていた。ほとんどの低下は1週間以内に回復し，すべてが1週間から1カ月の間に回復すると著者らは結論づけた。また，両側性ECTコース終了後4〜5日目では47％であったのに比べ，非優位半球への片側性ECTでは89％であった。記憶が改善した部分は抑うつ状態の回復によって説明することができる[84]。

前方視的研究では，サイン波刺激を用い，うつ病患者に対してECTによって治療した群とECTではない治療を行った群を対象として認知機能の検査を行った。ECTによる障害は4カ月後でほとんど見られず，7カ月後には全く見られなかった。抗うつ効果は同様であったが，両側性ECTは片側性ECTに比べて1週間後の記憶の障害はより大きかったが，3カ月後にはその差はなくなった。著者らは，通常ECTは記憶に対して永続する影響を与えることはなく，そして片側性ECTでは短期間であっても，ほとんど障害を起こさないとまとめている[418]。

(3) 自覚的な記憶障害

なぜ記憶がECT前と比べて良くないと報告する患者がいるのだろうか。すべての最新の予防策を講じても，また客観的な関係がないにもかかわらず，持続的な記憶障害や疎外感について不満を述べる患者はいる。

4つの研究の調査によれば，患者の29〜55％がECT後の持続的で恒久的な記憶欠損を訴えている[335]。ECTからの間隔，治療パラメーター（刺激頻度，用量，電極配置）では説明がつかず，患者の臨床症状によるものでもない。そのうちの1つは，ECTに対する不満の報告を求める広告により集められたボランティアを評価した研究である。少なくとも3つの研究は時代遅れの刺激方法を使用したものであった。この調査からは現代のECTに対する結論を引き出すことはできない。

ECTに反対する非専門家のグループ，精神医学の真実のための委員会 (the Committee for Truth in Psychiatry) の主催者であるMarilyn Riceは，治療抵抗性の歯痛とうつ病のためにECTを受けたあとに政治経済学者として必要な記憶の持続的な障害を残したと報告した。彼女の体験は『New Yorker』のエッセイ「イブのようにからっぽ (As Empty as Eve)」で報告された[339]。われわれは彼女の主張を軽視するつもりはないが，仕事をする能

力がなくなったと主張しているにもかかわらず，したり顔でECTの脳への影響についての文章を書いたり，活動的な会員組織をつくり上げ，率いることができている。

弁護士のDonahue[95]は重度のうつ病のためにECTを受けた。彼女は回復し，活発に法律事務所を営んでいる。彼女は記憶への影響についてこう書いている。

> 時にはつらく，多くの場合は悲しみ，そして起こる必要もない深い喪失感を感じた。時が経つごとに悲しみは深くなる一方であった。それは，私の記憶の部屋の中のどこかに失くしてしまった，私の人生の一部を見つけることがまだできずに，1週間が過ぎていくことが過酷であったからだ。
>
> それでも，私のECTに対する信頼は揺らぐことはない。私は1995年の秋，そして1996年の春によって合計33回，最初は片側，そして両側によるECTを受け，単に精神的な面を救ってもらったのではなくて，私の命を救ってもらったのだ。もし，私が再び同じ決断を迫られたら，精神的苦痛や自殺の危険性が待つ運命よりもECTを選ぶだろう (p.133)。

ECTを経験し，理解ある人々による正反対の証言は，ECT後の記憶障害の臨床的な意味について偏りのない見方を与えるだろう。ある神経科学の研究者は内因性うつ病となり，数年後に回復した。病気の当初は過去の出来事を思い起こすことはできなかったが，回復後は明らかな記憶障害を認めなかった。彼はこれらの障害が病気によって起こりうるであろうと述べている。

ある精神科開業医は，外来患者としてECTを受けたが，2回のコースを通して仕事を続けることができた。彼は「記憶の欠損やその他の能力についても少しも重大な障害はなかった」が，しかし，時々ロンドンの地下鉄の路線図を前にして乗り方がわからなくなることがあった。約2カ月を経つ頃には，彼の記憶欠損は完全に回復した[21] (p.336)。

他の精神科開業医は自殺したあとにかろうじて救命され，ECTによってとてもよく改善した[20]。精神運動抑制の症状や記憶や集中の困難さ，知的能力は改善し，本来持つ能力のレベルと同等に仕事をすることができ，記憶や集中における障害はないと報告した。ごくわずかで一過性の記憶障害は別と

して，学習や保持の能力，新しいものを扱う能力は妨げられなかった。

　従来の検査の感受性が自覚的な障害を捉えるには不十分であったという見方もあるが，他の解釈のほうが可能性がより高い。精神病の患者，特にECTを受けた患者にとって，疲労や使用薬物，病気，加齢によって日常的に生じる普通の想起困難をECTのせいにするのは容易なことである。各ECT後の短い間に明らかな記憶困難を体験すると，健康なときにも起こす程度であっても，記憶の障害に敏感となるだろう。このようにして，ECT後には記憶障害が残ってしまうという誤った信念が生じたのであろう[371]。多かれ少なかれ持続する抑うつ気分に関連した集中や学習の障害が，記憶障害の体験の一因となっていることは間違いない。もし効果が部分的か一過性であり，一部の症状が残存していたら，病気が治っていなければ持続する記憶障害の訴えのもととなるだろう。一方，再発したエピソードがある患者では，現在の気分や抗うつ薬の治療と関係なく，より想起障害を経験する傾向にある[249]。

(4) どのようにして健忘を最小限にするか

　多くの技術の進歩が現代のECT技術に貢献している。電流の波形がサイン波から短パルス矩形波に代わったこと，発作誘発刺激の総用量の減少，電極配置の選択，発作の間隔をあけること，そして麻酔薬の使用は，それぞれ発作による記憶への影響を最小限にしている。現在の臨床実践は，ECTが普及し始めた最初の10年のときのものとは明らかに違ったものとなっている。最新技術の中で最も厳密ではない方法でECTを行い，たとえ高い感受性を持つ検査法で計測しても，通常ECT後の短期間を超えて記憶障害を検出することはできない。

(5) 適切な情報－教育上の課題

　ECT後のもうろう状態，失見当識，記憶障害などの恐ろしい印象を与える出来事は，電気刺激や発作，麻酔によって自然に生じる副作用である。これらは外科手術で出血が見られるように，ECTでは避けられない副作用である。出血のように，即時的な影響は一過性なものである。患者によっては，特に高齢者や慢性的な身体疾患のために脳機能障害がある患者では，認知への影響がより顕著に現れる。この場合，治療によって受ける障害が大きいた

めではなく，元の状態がすでに障害されている部分があるためである[90,298]。患者や家族に対して，治療直後の副作用は一般的に見られるという実際の可能性について告げるだけでなく，より長期にわたる影響が時に生じることもあるということを説明しておかなければならない。

6 脳への損傷

発作によって脳が損傷を受けるかどうかという疑問はたくさんの注目を集めてきたが，これらの注目は客観的で倫理的な考えというよりは，未練たっぷりの主観的で感情的なものである。発作は必然的に重篤で持続的な脳損傷を引き起こすという議論は，ECTの使用を妨害してきた。

(1) 脳損傷説

ECTが脳損傷の原因となるという主張は，常日頃，マスコミや法廷，議会で精神科医療に対して批判的な活動家たちが唱えたものである。活動家たちの中には精神保健の専門家であるPeter Breggin, John Friedberg, Robert Morgenが含まれており，彼らは反ECTの報告書を書き，たびたび法廷や議会の公聴会で証言に立っていた[51,52,144,272]。医療における電気の役割について書かれた最近のレビューでは，ECTにおける脳損傷への影響について議論されている[214]。かつてECTを受けた患者も受けなかった患者も，同様にECTを攻撃した。とりわけVonAtta[409]，Rice[339]，Vonnegut[414]，Gotkin[154]，Frank[135]，Thomas[397]，Freeman[141]，Frame[134]，Berger[35]たちである。精神科への入院について書いた文書を集めてみると，入院治療の質が非人間的な状態であり，治療を乱用しているかのような批判的な印象を与える[373]。

先頭に立つ医師である批評家はJohn FriedbergとPeter Breggin である。彼らは四半世紀以上にもわたって執拗にECTを攻め，ECTは脳機能に対して永続的に有害な影響を与えると主張してきた。彼らが引き合いに出すのは初期の頃の実験であり，猫に電気誘発発作（ECS）を起こさせたときによく見られた，脳の点状出血とニューロンの脱落やグリア細胞の変性と増殖というものである[170]。彼らは1941～64年に死亡した患者の剖検例の中から脳組織の変化について報告したものを持ち出して，ECTが記憶機能に与える影響は，昏睡を伴う重篤な閉鎖性頭部外傷を超えるものであり，ECTに及ば

ないのはアルツハイマー病と両側頭葉切除のみであると主張する。

　Bregginはさらに，剖検で脳の損傷の兆候が見られなかった患者でも，重篤で致死的でさえある脳の外傷があると断言する。数カ月で消退していく脳波上の変化をも永続的な病理変化を表す証拠であると報告し，紛れもない改善を体験した患者のことを器質的要因によって多幸的となっていると解釈している。

(2) 脳損傷説への反論

　これらは偏見を支持するために科学論文からぞんざいに都合よく抜粋された報告書であると，広く批判されてきた。双方の著者らが例として引き合いに出した時期のものは，現代のやり方とはかなり異なるECTを用いたものであり，研究方法は十分に対照化されたものではない頃のものである。彼らの推論やその報告には，引用している論文との間で多くの矛盾や一貫性のなさを見いだすことができる[136]。

　FriedbergとBregginの両者は，Harteliusが言及したことを無視している。彼の実験によれば，ECSを行った猫と対照群の猫との間で違いが現れるのは，数カ所の密集した部位に毎日連続して刺激を与えた場合のみで，猫への刺激を通常の治療間隔で行った場合ではない。その上，酸素を与えていなかったために，もし変化があったとしても，それは無酸素状態によるものであろう。これらの実験を，現在のECTの代表的なものと見なすことはできない。

　動物に対して電気によって発作を誘発させたときの脳病理の研究には，ラットによるものがたくさんあり，霊長類によるものも文献でいくつか見ることができる。動物に対して十分な酸素化が行われていれば，4時間に及ぶ連続した発作であっても脳変化の徴候を観測することはできなかった[319]。ECTを模した実験による研究では，有用な神経病理学技術を用いた検討によって，発作に起因する異常を見いだすことはできなかった[87]。ECSの実験脳病理学的研究では，持続的な影響を示す証拠はないと結論している[275]。

　CronholmとOttosson[85]による最も記憶欠損が見られる病状では最も記憶欠損を訴えないという結論をBregginが引用したことで，彼の主張が偽りであるということは明らかである。これらの研究者は，自覚的な記憶機能の改善がうつ状態の改善と同様に記憶検査における即時再生の他覚的な改善と正の相関関係にあると報告した。記憶の変容の体験と忘却との間の負の相関関係

の同時に認めたが，これはおそらく用いた記憶検査の特性からくるアーチファクトであろう。

25年経って，この議論を再検討してみると，BregginもFriedbergも科学的な標準に従っていないことが明らかである。偏見を伴う理念に合致しない証拠を除外していることは別にしても，もはや現在の臨床では行われない無酸素状態や効果的なECTに必要な量を超える電気エネルギー，過剰な治療回数や頻度といった，潜在的にあった有害な事象を彼らは認めない。

(3) 新しい研究

CTスキャン，磁気共鳴画像（MRI），そしてより新しい脳画像の方法によってECTによる持続的な変化は示されていない[36,76]。脳波の徐波化は4週間以内に消滅する[285,348]。動物における電子顕微鏡を用いた実験では，発作活動を誘発する電気刺激を10回に及んで連続して行ったあとでも，脳浮腫やニューロンの変性の徴候を全く見いだすことはできなかった[41]。記憶障害は通常一過性であるという事実は，恒久的な脳障害がないことを示すものである。

数回のコースにわたる数百回の治療であっても，神経病理学的異常は認めず[358]や長期間の認知障害も見られなかった[92]。霊長類を用いたECTと磁気刺激による発作の研究によっても，持続的な脳の変化を示す結果は得られなかった[242]。

脳の機能と構造が障害されるどころか，電気による誘発発作は海馬におけるニューロンの新生を惹起する[101,251,252,398]。この効果は用量依存性であり，すなわち，発作の回数が増えるに伴ってより多くの新しい細胞が出現する。画像研究では，反復性大うつ病性障害の病歴を持つ患者では海馬の体積が縮小していることが示されており[53,361]，おそらく視床下部－下垂体－副腎皮質系の過活動によるものだろう。このような症例では，ECTによって海馬の体積が元へと回復していく。

ECTによる興奮性作用はH^{1}MRSのよって実証されている。重症うつ病の患者ではグルタミン酸／グルタミン比が正常値よりも低いレベルにあり，これらは興奮性神経伝達物質として知られている。ECTが著効したあとにはレベルが正常範囲内となり，年齢と性別をマッチさせた対照群との差はなかった[314]。

7 要　　約

　ECTの危険性は数十年の歴史の中で著明な変化を遂げた。初期によく見られた，治療に対するパニックや恐怖，骨折，もうろう状態は技術革新によって減少していった。麻酔や筋弛緩薬によっては骨折をほとんどなくなり，エネルギー波形や電極配置，治療回数や頻度，用量などの技術的な変化によって認知への影響が軽減した。死亡の危険性はきわめて少ない。脳画像は障害の徴候を示さず，それどころか，ニューロンの新生が促進する。

　主な反対の理由は記憶障害が予期されることである。すべての発作は短期間のもうろう状態を伴うが，通常記憶障害は精神病である時期と治療を受けている時期との間に限定され，またECTを受けない場合でも生じる。長期にわたる記憶の欠損についてよく議論されているが，非常にまれなことである。日常生活における忘れやすさと同様に，個人や公共の出来事を想起する力が障害されると，時に主張する者もいるが，ECTの関わりは疑わしい。

　ほとんどの症例で，あったとしても一過性の記憶障害であり，それは不利益というよりはむしろ不快なものとして体験されるだけであれば，現在のECTは無害性という倫理原則と合致する。時に報告されるように，不利益となる記憶障害がある場合は，無害性は満たされない。重症の精神疾患を改善させることが認知障害を引き起こすことに優先される症例もあるが，それ以外は倫理原則に当てはまらない。ECTが記憶障害の訴えにどう影響しているかという見解は，患者および精神医学の専門家の間でもさまざまである。

第6章

自律性

　自律性とは，介護を受ける個人の決定を尊重することを意味する。患者の限られた医学的知識と専門家の知識とが不釣り合いであるがゆえ，今までの医療ではパターナリズム的な態度が支持され，決定は知識がある専門家により行われ，患者は特別な役割を受け持ってはいなかった。西欧民主主義において個人の決定が賞揚されるになるにつれ，患者の自律性が尊重されるようになった。自律的決定は，理解，成熟，責任そして洞察力を必要とする。これらの人としての特性は精神疾患によって障害され，時にはとても重篤となるので，次のような疑問が生じる。精神疾患を治療するときに，患者の自律性を尊重することはどこまで可能なのだろうか。

1 同意能力と合理性

　同意能力の2つの段階，すなわち同意能力があるかないか，また意思決定における合理性・非合理性という区別が分析の出発点となる。同意能力のない患者は妥当な決定をすることができないが，合理的であるか非合理的であるかの境界は意見が分かれる。特に，同意能力のある患者による一見非合理的に思える論理をどのように扱うべきかが問題となる。
　Culverら[86]は，同意能力がある患者が明らかに非合理的な考えに基づいて同意しないという事態を容認した。彼らは，非合理的な根拠に基づくECTの拒否を支持したが，われわれからすれば，あまりにも寛大な判断である。妄想に支配された拒否である場合（例えば，「神の御心にあらず」「私は罪深い」「私は治療するに値しない」「私は死ぬべきです」など），決定は自発的

に下されたものではない。この場合，Culverらによる最低限の基準では不十分であり，患者の現実認識が歪曲されていないという限定条件を付け加える必要がある。

われわれは，『医学倫理雑誌（Journal of Medical Ethics）』（1983年）で発表された論説の見解に賛同する。精神病の影響を受けている個人は，健康なときと同じ現実認識を持っているわけではない。したがって，精神病状態によって知覚の歪みや妄想的歪曲の影響下にある患者がECTを拒否したとしても，患者の意志に反してECTを行うことは許される。善行の原理が患者の自律性を凌駕するのである。

(1) パターナリズムか権威主義か

ECTおよび他の身体的治療の倫理に関するレビューを行った，カナダの精神科医であるMerskey[268]はパターナリズム的な立場をとる。良い親たちが子供たちにとって大切であるように，良き父親的（母親的）な医師は精神病患者にとっても大切である。パターナリズムはしばしば権威主義と混同されてしまうが，パターナリズムを完全に排除する必要はない。ECTであれ何であれ，同意能力のない患者も最も効果的な治療を受ける権利を持つ。たとえ患者の希望を無視することになろうとも，医師は患者の生命を救う義務を負う。回復した患者が感謝の意を表すときに，しばしば治療は正当化されるものだ。適応を満たすにもかかわらずECTを行わない医師は，法的に免れたとしても，道徳的には過失を問われる。

われわれはMerskeyの意見に賛同する。パターナリズムは，患者自身が決定できない限り，良き両親として機能する。それに対して，権威主義は無神経さの賜物であり，患者の自律性・統合性の無視であり，権力の渇望である。

このような見解は，治療を強制的に遂行する方法を正当化したり，ましてや推進したりするものではない。患者と医療専門家との間に良い人間関係が結ばれており，十分な時間をかけて患者と家族に教育がなされている場合には，精神病の患者は勧められた治療が苦痛を緩和すべく意図されていることを理解するであろう。患者と医師に信頼関係が結ばれていれば，妄想を持つ患者でさえ提案された治療を受け入れるだろう。

われわれは異なる医療文化圏で働いてきたが，たとえ彼らが重篤なうつ状

態にある患者であっても，ECTの同意を取得することができなかったことは滅多になかった。他の治療が奏効しなかったとき，あるいはECTが第1選択として適応となることが明らかであり，ECTが正当化されると確信したときに，われわれはECTを勧めたのである。

(2) 非合理的拒否

重症で抗うつ薬に反応しない精神病症状のない患者は，「死の恐怖」「記憶喪失」「野蛮な治療」といった，非合理と思える理由でECTを断る場合がある。生命の危機が差し迫っていなければ，患者の理由が非合理的であってもわれわれは患者の意見を受け入れている。代替となる治療を提供したが効果が見られなかった場合に，最終的には十分に説明を行った親族やECTが著効した患者の協力を得て，ECTを受け入れてもらうように患者を説得する。

(3) 非合理的同意

精神病症状のある患者は，「罰を受けるべき，死刑を受けるべきだ」などの非合理的な理由で同意することがある。彼らは適切な治療を受けることに同意しており，また治療を受けないという選択は彼らを精神病状態に留めるだけであるので，このような非合理的同意を受け入れるのに疑念を抱く必要はない。

(4) 書面での同意

署名による同意書にこだわり過ぎているのかもしれない。治療の準備過程で患者が拒否しなければ，治療への理解と協力を示すうなずきで十分である。署名による同意への固執は不信感を招き，デリケートな患者と精神科医の関係を歪んだものとし，信頼を損なうものとなる。それでもなお，アメリカや他の文化圏で署名による同意が標準となっており，個別の症例で例外があるものの，より良い医療を促進する介入としてなら，われわれはこれを認めるのにやぶさかでない。

書面による同意を拒否したが，患者の協力のもとに良好な治療経過が見られた，うつ状態にあった精神病の症例を示す。

○同意でない黙諾

　68歳の科学者である患者は，3年前の定年退職を快く受け止めていなかった。何でも自分でこなし，友人も少なく，仕事一筋の人生だった。結婚はしたが子供はできなかった。6カ月前に妻が寝たきりとなり，家事が滞った。

　彼は落胆し，毒を盛られたと考えて，ろくに食べなくなり，日中はほとんど寝ており，夜中に起きていた。入浴も不規則で，便秘と腹痛，腰痛，頸部痛を訴えた。彼は心臓病でまもなく死んでしまうと，事実に反することを言い張った。妻を不貞と責め，会話を拒否した。隣人が家を監視していると確信し，カーテン越しに何時間も通りを見張り続けた。

　介護者によって病院に運ばれたときには，患者はのろのろと歩き，着衣や体はひどく汚れており，体臭が鼻をついた。彼は質問に答えようとはせず，いやいや診察を受けたが，自分のお金を盗もうと医者が企んでいると非難した。彼は体の病気であり，それは絶望的で，治療は無効であると確信していた。幻聴が聞こえているようで，かすかに聞き取れる声でぶつぶつと返事をしていた。

　不潔にしていたことによる湿疹や皮膚炎を除いて，理学的所見と臨床検査では身体的な疾患は見られなかった。ほとんど水分を摂取していなかったために，腎機能が低下しており，経静脈的に水分と栄養補給が開始された。

　彼は，死が切迫しているので治療は意味がないと主張し服薬を拒んだが，医師たちは彼の症状から直ちに治療が必要と判断した。ECTの効果とリスクを詳しく説明すると，彼は注意深く聞き，同意文書を読んだ上で，署名しないと言明した。ECTについての議論を行った妻は，夫の治療に賛成した。診療責任医師は，病気が重篤であり，患者の考えが妄想に影響されたものであること，また，セルフケアができず，高度な衰弱と脱水があり，拒薬が見られることから，ECTを勧めた。正式な署名での同意を拒否したものの，患者は検査と点滴を受け入れたので，彼にECTを施行することは合理的と考えられた。

　翌朝，彼はパジャマに着替え，進んで処置室に入ってきた。再度方法が説明され，彼はストレッチャーに乗るように促された。彼は，同意書に署名していないと訴えたものの，指示にはすべて従った。静脈ラインが確保され，モニターの電極が貼られ，血圧計のカフが巻かれ，麻酔が投与された。その後の治療でも，彼は同じように協力的だった。両側頭性ECTが週3回の間隔で行われ，効果的な発作を誘発することができた。ほどなく彼は飲食し始め，正常な睡眠リズムを取り戻し，セルフケアにより多くの関心を示すようになった。彼は促されてシャワ

ーを浴び，食堂で食事をし，皮膚炎の薬を自分で塗り，必要な水分も飲んだ。しかし，彼は経口薬を内服しようとせず，妄想は続いていた。

12回の治療後，もはや彼は妻が不貞だなどとは思わなくなり，実際，彼は妻に思いやりを示した。また彼は，隣人に対して抱いていた考えを思い起こして，困惑した。15回の治療後，彼は退院できるほどに回復し，さらに2カ月間，週1回の継続ECTを受けることが勧められた。

退院時には彼の気分は改善し，体重も7kg増加し，清潔に気を配り，自分の奇妙な考えをやはりおかしいと思っていた。彼は，妻の介護のために帰宅することにした。帰り際の親しみを込めた挨拶で，彼は治療の同意書に署名しなかったことを話し，笑いながら，そのことで主治医は免許を剥奪されたのかと聞いてきた。そして彼は，彼の状態は絶望的であって，「いい子」になって協力しない理由はなかったから治療を受け入れたのだと語った。

1年後，彼は体重を維持し，良眠を得ており，病気の再燃は認めていない。

(Fink[118,119])

(5) 強制的治療

強制的治療が必要なことはめったにないが，アメリカで見られるように，いくつかの地域では，同意判定のための法廷の適用が規定されている。法廷では，治療を行わない場合に患者自身（例えば自殺），あるいは他者の生命が危険にさらされるという事実が求められる。スウェーデンでは，強制収容施設での治療の場合，裁判所の命令なしに強制的治療は施行されうる。患者が回復したとき，彼らは感謝するものだ。改善するに従い，多くの患者はさらなる治療に同意する。

(6) 緊張病—同意における特殊な問題

任意の同意を得る上で特に複雑な問題が，緊張病を発症した患者で見られる。緘黙，拒絶，硬直，姿勢など，個人の治療への同意が困難である特徴的な症状を示す。緊張病は，特に重症の場合には，生命危機に関わる病態である。一方で，緊張病は薬物療法によく反応し，特にバルビツールやベンゾジアゼピンの静注が効果的であるが，無効の場合，ECTが著効する。このような患者の場合，通常薬物は患者の特別な同意なしに処方されている。薬物

療法が無効でECTの適応となったときに，署名による自発的な同意が必要とされることは大変なハードルとなる。以下の報告は，その困難さを例示し，同意を得るための特殊な方法について議論したものである。

○緊張病における同意

　緊張病状態となった若い成人の兵士は衰弱によって死ぬ寸前であった。彼の親戚は見つからず，事前指示書は利用できなかった。彼が病気となった地であるテキサス州の司法当局は，代理人によるECTの判断を禁じており，本人の同意なしで治療を行うことはできなかった。彼は任務を遂行できず，困惑した状態で治療を受け，質問に対する答えも単語にすらならなかったために，病院に運ばれた。ロラゼパムの筋注後，彼は病歴を語れるようになり，混乱していると訴え，またきちんと話せないことに恐怖を抱いていた。2時間後，彼は再び応答しなくなり，ほとんど動かず，姿勢衒奇，蝋屈症と拒絶を呈した。

　ベンゾジアゼピン系薬物で一時的に改善したものの，ECTが唯一の効果的治療と思われた。患者の同意を得るため，ロラゼパム 3mgが静注された。緊張病状態が解けると，彼は起きあがり，泣きだし，両親が恋しかったことを語り，自分が狂ってしまったと信じ込んでいた。彼は自分の状態を述べ，知覚が歪んだ混乱した状態に戻さないでほしいと医師に哀願した。

　次の2時間で，3名の精神科医がそれぞれ別々に彼のECTへの同意能力を評価した。その結果，一時的ではあるもののECTに同意しうる理解と判断する力を持つという意見で一致した。4週間にわたりECTが施行され，リスペリドンとフルオキセチンが併用された。彼は治療に良好に反応し，退院して両親のもとで静養することになった。退院時の診断は双極性障害であった。彼の疾患は，精神病を伴う躁病の診断基準を満たしており，これは緊張病症候群の一亜型であった[118,119,129]。

　3カ月後，彼は両親と暮らし，フルタイムで働いており，気分は正常で精神病症状は認められなかった。　　　　　　　　　　　　　　(Bostwick & Chozinski[46])

(7) 知的障害

　精神疾患を合併した知的障害の患者においても特殊な問題が生じる。このような患者では理解力が不足しているために，治療に対する妥当な判断を下

すことができない。ECTと知的障害の双方に精通した人によって行われる独立したセカンドオピニオンは，パターナリズム的介入を基礎とした倫理的なものとして見なされる。その方法は，患者の最良の利益と必要性に基づいて行われ，自由の喪失あるいは強制とは関連しない。このような症例の調査では，急性期あるいは継続と維持ECTで有効な結果を示している。ECTの開始が遅れ，治療の最終手段とされていることがあまりにも多い[245]。

2 要　約

　自律性の尊重は医療における基本的な倫理原則である。十分な時間と忍耐により，妄想を伴った重症のうつ病患者でさえ，言葉で，身振りで，あるいは治療の前処置を拒まないという方法で，ECTに同意することができる。全例で書面による同意を要求することは，不都合な障害となりうる。さらに，毎回の治療でその都度患者に同意書への署名を求めるのは，不必要な障害にしかならない。それでもなお，アメリカや他の文化圏で署名による同意が標準となっており，個別の症例で例外があるものの，より良い医療を促進する介入としてなら，われわれはこれを認めるのにやぶさかでない。

　多くの患者に対して，ECTは自律性を尊重して施行される。生命を救わなければならないという義務ゆえに，医師は同意能力が不十分な患者に対し自律性を尊重しないこともある。これは，同意能力はあるもののECTを非合理的な理由で断る可能性のある患者の場合もそうである。強制はたいていの場合は不要であるが，患者の生命が危機にさらされている場合は倫理的には擁護される。

　適応を満たしているのにECTを施行しない医師は，法的にはともかく，倫理的には過失を犯している。患者の代わりに良き両親として行動するという意味でのパターナリズムは，患者の自律性と統合性に対する無関心や無視，あるいは権力への渇望を反映した権威主義と誤解されてはならない。

第7章
正　義

　倫理原則において，すべての人が医学的ケアを受ける機会の平等が求められる。人は援助を受けられなかったり，操作されたりする対象ではなく，責任を持ち独立し，繊細で自覚を持った，それぞれ個別の創造的な力を持った存在として考えるべきである。一人の人間は尊厳を持った存在であり，その資質が侵害される場合があったとしても，破壊されたり消滅されたりしてはならない。生物学的にいえば，人間は食物を獲たり住みかを得るために外部環境に依存するように創られているが，それと同時に人間は社会的存在であるために人間関係を必要としている。

　個人の尊厳という概念は現代医療の根幹をなすものである。医療を利用する権利は，個人的な資質，社会的・政治的な立場，社会的な役割に関係なく得られなければならない。その理想は通常なかなか達成されないが，政治家，医療行政官，医師，医療従事者などの社会的機関に属す者にとって，それらの供給を促すことが目標である。

1　公平な機会の規範

　公平な機会の規範は，誰もが「人生のめぐり合わせ」のために社会的利益を奪われないことを求めたものである[29]。生物学的および社会的に不利な病気の人々に対して，それを軽減するような介入を行うことは道徳的に正しいことである。

　実際に，個人の自律性が低下するほど，個人の尊厳を守るための社会的な手厚い介護をより必要とする。すべての病気は個人の機能や自律性を低下さ

せる。精神病や感情障害のような精神疾患では適切な判断を行う個人の能力をひどく損なう。彼らが介護を受ける機会を保障するための特別な配慮が必要となる。

　発展途上社会では，基本的な医療の供給が不備であるために，機会均等が損なわれている。先進国と発展途上国との格差は嘆かわしいことではあるが，あきらめるわけにはいかない。世界中の発展途上国において，抗生物質やHIVの薬，予防ワクチンや周産期医療などの基本的医療の利用が制限されていることは言語道断であるが，また，精神疾患の治療が否定されたり，利用できなかったりすることも同様である。

　世界人権宣言に加えて，国連では精神疾患の人々の保護と精神医療の改善についての決議（the Resolution for the Protection of Persons with Mental Illness and the Improvement of Mental Health Care）を採択した（国際連合総会，1991）。それは精神疾患における基本的権利を強調するために必要であると考慮されたものである。第8原則にはこうある。

　　すべての患者は，その人が健康であるために必要となる適切な医学的および社会的介護を受ける権利を持ち，他の病気の人々と同等の基準に従って介護や治療を受ける資格を持つべきである。

　この決議は精神疾患における適切な治療への権利を成文化したものである。精神科医らはそれぞれの国の関係官庁や政府に対してこの規定を参考文献として利用することができる。国は，それぞれの関係当局である立法府，司法当局，行政府，教育省庁などその他の機関において，この決議の原則を推進することが求められる[277]。

　ECTは精神疾患における有効的な治療法であるが，偏見，恐怖，知識のなさ，法律などのためにその適応は限られている。その制限はECT治療の利益とリスクの実態とはほとんど関係しない。これらの制限は国連決議を遵守したものではない。実際，ECTによって命が救われることはしばしば見られ，効果発現の速さや治療の対象となる範囲も広く，他の治療よりも優れており，その危険性はその他の代替治療と違いはない。現代西洋医学の麻酔に依存していることで，ECTは手間のかかる，高価なものとなり，外科的処置により似たものとなった。利益を受けるであろうすべての人々に外科的

治療を供給するために，あらゆる政治的・社会的取り組みが行われているにもかかわらず，ECTに関してそれと同じことをいわれることはない。

2　各国におけるECTの利用状況

ECTの利用状況は国によって異なる。高齢者や若年者，知的障害，慢性精神疾患，精神疾患を持つ犯罪者などに対する使用は広く認められていない。薬物は全世界的に広く受け入れられているにもかかわらず，ECTは異なっている。薬物の利用制限は主に経済的な理由によるものであるが，ECTにおいては社会的，政治的なものである。実際，ある薬物が有効と考えられた場合に，人々はその薬を供給させようと熱心に国へ要求する。そのようなことはHIV感染症に対する有望な治療が発表されたときに見られた。特に身近な例は，高リスクで高コスト，そして従来の抗精神病薬よりわずかな利点しかない抗精神病薬であるクロザピンの歴史に見ることができる。その有効性が実験で確認されたとき，かかる費用がその限定された利益に比して高すぎると思われた。しかし，そのわずかな利点が患者によっては有意義であろうと確信するや，激しい抗議によって，利益に見合うよりもはるか高い費用のための予算をアメリカ州議会に認めさせた。

(1) アメリカ

ECTの利用状況は一様ではない。精神疾患を治療する認可を受けた多くの病院や診療所ではECTを実施する設備が整っていない。そのことが，多様なECTの利用状況を説明する言い訳にはならない。

ECTに熟練した精神科医は少ない。アメリカ精神医学会（The American Psychiatric Association: APA）の会員を対象とした1988年の調査によると，ECTを提供することができるのは8％に満たなかった[177]。彼らのほとんどが男性であり，アメリカ以外の医科大学を卒業した傾向が強く，精神科医としてのトレーニングを1970年代ではなく1960年代もしくは1980年代に受けていた。また，州立や郡立病院よりも，私立病院で臨床に従事している傾向があった。

同じ調査のデータによれば，回答者のうち202の都市部ではECTを行っていたが，残りの115の地域ではECTを行っていないと答えた[176]。ECTの年間

施行回数は1万人に対して0.4～81.2人と異なる。精神科医やプライマリーケア医が多い都市ほど，多くの患者がその地域でECTを受けていた。ECTの使用は私立のベッド数の多い病院で，ECTに対する規制が少ない地域で多かった。

メディケアの受給者におけるECT施行の調査では，1987～1992年の間に施行回数はやや増え，外来患者への治療も増えた[336]。その増加は，65歳以下，白人，女性のほうが高齢者，非白人，男性に見られるものより多かった。外来ECTへの支出は1987年の7％から1992年には16％へと増加した。

ニューイングランドにある大きな保険会社の調査によれば，1994～1995年におけるECT使用では，診断がエビデンスに基づく適応の範囲内であったのは全ECTコース中において86.5％であったという。残りの半分以上の適応が大うつ病以外のうつ病性気分障害の改善を目的としたものであった[178]。

州立や連邦政府の病院，退役軍人病院でのECTの施行はほとんどなく，行われていたとしてもごくまれである[399,400]。60％以上の患者が私立の総合病院または精神科病院で治療を受けている。大学病院では成人入院患者の8～12％がECTを受けているのに対して，大学病院以外の病院に入院している成人がその恩恵を受けるのは0.2％に満たない[400]。感情障害のアフリカ系アメリカ人はアメリカ白人に比べてECTを受けることは少ない[50]。

アメリカにおけるECT利用の乖離は，おそらくECTに対する社会的な汚名や偏見が続いていることの反映であろう。メディケア以前，また1960年代に制定された患者がどの医療施設にもかかることができるようにしたHill-Burton法以前には，そのような乖離は一般的なものであった。国が精神科施設への自由入院政策を採択したあとは，すべての社会的階層の患者が入院や援助を自宅に最も近い病院に求めるよう促され，そのような乖離はもはや正当化はされない。

ECTが施行されていない研究機関で見られた不幸な治療の症例を挙げる。

○ECTが行えない施設での治療の不成功

患者は40歳の男性で，16歳から抗精神病薬や抗躁薬による精神病の治療を受けていた。彼は地域の診療所へ通院し，リチウムとクロルプロマジンによる治療によって安定し，そのことに促されて，担当医は当時新たな非定型抗精神病薬であったオランザピンを処方した。数週間のうちに，その患者は再び精神病状態と

なり，パーフェナジンが投与されたが，その日のうちに熱発し，無言，無動となった。彼は入院し，神経遮断薬性悪性症候群と診断され，三次医療施設へと転送された。

抗精神病薬は中断され，ブロモクリプチンとダントロレンの大量投与によって治療が行われた。反復的な運動によって誤ってんかんと診断されたために抗けいれん薬が投与された。まれに見られる興奮を抑えるために，少量のロラゼパムが投与された。彼は依然として無言で硬直しており，全介助が必要であった。数週間後には，彼は立つこともできず，手足は硬直し，不動の姿勢のままであった。栄養摂取のために胃瘻が造設された。また，肺と膀胱の感染症となったために抗生物質が必要となった。

ICUで4カ月間過ごしたのち，外部から診察に来た医師はロラゼパムの大量投与を勧めた。一日量が12mgへと増量されたあと，患者は指示に反応するようになり，両親に笑うようにはなったが，無言のままであった。そして，ECTが勧められたが，その病院では設備が整っていないためにECTが可能な施設へと移送された。母親は息子のためにECTの承諾書にサインをしているときに，息子が16歳のときにも同じように硬直し，無言となり，精神病状態になったエピソードを思い出した。そのときの彼はECTによく反応したのだった。

ロラゼパムは1日6mgに減量され，両側性ECTが開始された。4回の治療後には彼は両親を認識するようになり，声を出し，笑い，そして硬直は軽減し，経口摂取も可能となった。9回の治療で，言葉による応答をするようになったが，4カ月間硬直が続いたこととベッド上安静を強いられたことで四肢の拘縮が生じ，立つことも自らの手で食事摂取もできないというひどい運動障害が残った。緊張病および精神病症状は改善した。22回目のECTのあと，彼はリハビリテーションセンターへ転院となり，4カ月後に歩けるようになり，自らの手でセルフケアができるようになった。

(Fink & Taylor[129])

ECTの経験がないために，専門家であるスタッフは悪性症候群の適切な治療を始めることができず，患者は深刻な拘縮となってしまった。もしコンサルタントの医師が彼を診察せず，適切な診断を下さなければ，患者はさらに悪い状態になっていただろう。

カリフォルニア州およびテキサス州では，連邦政府の病院以外の病院にお

けるECTの使用すべてについて届け出ることが法律で定められているため，2つの州におけるECT使用の詳細なデータがここにある。1977～1994年の間にカリフォルニア州では，平均1万人あたり0.9人の患者にECTが行われており，以前の割合と同等である[221]とともに，推定全国平均である1万人中4.9人とは対照的である[176]。公立である，ECTが施行可能な唯一の州立病院でECTを受けた患者は6%に満たなかった。ECTを受けた患者の91.5%が白人およびアジア系であり，黒人は2.1%，ヒスパニックは3.8%であった。この比率はアメリカ国勢調査局の発表による人種別分布，すなわち，白人とアジア系が58%，ヒスパニック系が32%，黒人が6.4%という数値とは食い違ったものとなった。Kramerは以下のように書いている。

> ECTは人種としての少数派や貧困層に強制して行う治療法ではない。それどころか，ECTは一般の患者には利用しにくいものである。……患者を保護するために厳しい法律が必要であるといういいわけはもはや通用しない[221] (p. 249)。

自発的な同意をする能力がなく，裁判所の審査のあとにECTを受けていた患者は3%に満たなかった。

1993～1995年の間，テキサス州にある50の病院において，ECTを施行した精神科医は約6%に過ぎず，ECTが施行可能な州立病院は1つしかなかった[327]。州の人種の分布が白人55%，ヒスパニック32%，黒人11%のところ，ECTを受けた患者のうち白人の割合は88%であった。強制入院下であるが治療に同意した患者も含めて，実質上，すべての患者がECTに同意する能力があると見なされた。テキサス州の法律では，治療後14日以内に死亡した場合には，原因に関係なくECTに関連があると見なしているが，治療に関連した死亡は全くない。

精神科治療に対して支払いを認める保険上の手続きにおいて，ECTは病気の治療経過のあとのほうで，通常少なくとも1つの薬物療法の失敗のあとに行われる選択肢の1つである。そのような姿勢によって，メディケアやメディケイドを含めた医療保険に加入している，自殺企図の患者や病気が遷延した患者に対する治療では，ECTを無視したり，後回しにするしかなくなる。

(2) カナダ

ケベック州はECT使用の制限に対する一般市民の圧力に応じて，医療的介入の技術と方法を評価する機関（Agence d'Evaluation des Technologies et des Modes d'Intervention en Santé）に評価を要請した。2003年の大規模の報告では，ECTの議論の余地がある特性が強調された（AETMIS, 2002）。1988～1996年の間，ECTの使用は年間4000件から7200件に増加したが，それ以来は横ばいを示している。人口1000人あたりの治療件数はカリフォルニア州やイギリスでの報告に匹敵するが，カナダ・オンタリオ州の40％に過ぎず，デンマークやイギリス・東アングリア地方の25％に相当する。外来患者へのECT件数は著しく増加した。他の国々と同様に，低い診療報酬がカナダにおけるECTの使用の妨げとなっている。

(3) イギリス

イギリスにおけるECTの利用状況はアメリカと同程度である。イギリスの臨床実践についての調査では，イギリス精神医学会（The British Royal College of Psychiatrists）のガイドラインに沿うことは困難であることが明らかとなった[53]。1997～2000年の間のスコットランドにおけるECTの監査では，人口1万人に対して年間16コースのECTが行われており，主に白人の成人であるうつ病患者に行われていた。うつ病患者の71％に標準的なうつ病評価尺度によって50％の改善が見られるという臨床的な改善が見られた[356]。医療サービス技術評価プログラムによる最近のECTのレビューによれば，以下のようなことが明らかとなった。

> ……ECTのときに脳波モニタリングを日常的に行うことを含めて，安全性と技術の大幅な向上したにもかかわらず，ECTは未だに，精神科治療の中で最も臨床的に軽視されている治療の1つである[104] (p.8)。

イギリスにおけるECTの使用は，その基準と実践方法の較差が広がるとともに，減少している。エジンバラ大学附属病院の中でも一般成人を対象とした精神医療チームが11もあり，ECTの使用には18倍の較差があったという報告がある[153]。もうひとつの監査でも，精神科医療センターの間で12倍の相違を認めた[317]。イギリス精神医学会による教育活動にもかかわらず，結果

的にはほとんどの進歩はみられず，医師の援助となるECTの適切な方針は3分の1しか確立されていない[97]。230のECT施設に対する2000～2001年の調査では，最良の治療基準からの逸脱が多く認められた[267]。著者らはそのような矛盾はイギリスだけに限られたわけではなく，多くの他の国でも見られるであろうと推察している。結論として，最良の臨床と安全性を確保するために，イギリス精神医学会のガイドラインを満たすECT施設の監視と認可を行う国の政策を著者らは提案している。また，代案としては，地域ごとにECTの専門家が常駐するセンターをつくり，ECTの専門的知識を確保するべきであると述べている。

(4) 北　　欧

　ECTはすべての北欧諸国で行われており，ノルウェー，フィンランド，アイスランドよりもデンマークやスウェーデンで多く行われている。スウェーデンの調査では1992～1993年までの1年間に住民1万人あたり12.6人に対してECTが行われていた[281]。ECTはすべての国で行われているが，8倍の較差が見られる。ECT利用率の高い地域では抗うつ薬やリチウムの消費量も多い。主な適応は重症で薬物抵抗性のうつであり，他は，その他のうつ状態，循環精神病や産褥期精神病などである。ECTは児童や未成年，触法患者には使われない。ほとんどの治療がインフォームド・コンセントののちに行われているが，1.8％が本人の意思に反して治療が行われ，4.8％が最初の治療は自発的ではないものの，のちには自発的にECTを受けている。スウェーデンの患者は治療に関する決断を主張しないのかもしれない。しかしそれは強制入院の場合である。ほとんどの患者が提案されたECTを受け入れる。副作用はほとんど報告されていない。全体的に，精神科医のECTに対する姿勢は肯定的である。ほとんどすべてがECTを行うためのトレーニングは利用可能であるべきと考え，ほとんどが正式なトレーニングを受けていた。ごくわずかのスウェーデンの精神科医は，もし自分が薬物抵抗性のメランコリー型のうつ病になったとしてもECTを拒むであろうと述べている。ECTは精神療法や精神薬理学と同じように専門医トレーニングのうちの1つである。このような実践は他のスカンジナビア諸国でも同じである。
　すべての北欧諸国では，1977～1987年の間に，片側性と片側－両側混合性ECTが増えており，両側性ECTはもっぱら減少している[377]。1999年のデ

ンマークでは全入院患者のうち5％がECTを受けたが，5倍の病院間較差があり，それは治療方法の違いからきている[19]。著者らは，1979～1999年の間に，ECT件数は17％減少し，患者は27％減少していると報告しており，このことから治療コースは1999年のほうが長いことを示唆している。

(5) その他のヨーロッパ諸国

ドイツ，イタリア，オーストリア，オランダでのECTの使用は制限されているが，近年の報告では使用の増加を示している。ベルギーやドイツでのECTは専門医療機関においてのみ施行可能で，ポーランド，ラトビア，スペイン，ルーマニアでは麻酔の処置や設備，訓練を受けたスタッフが整備されていないことによって制限されている[315]。スイスのいくつかの州やイタリア政府，スロベニアではECTの使用を制限している。フランスでは同様の施設間不均衡が見られるが，維持ECTは増加しているという報告がある[33]。著者らは次のように述べている。

> 大事なことを言い忘れていたが，ECTを実践するための適切な設備は残念ながら多くの精神科病棟において欠如している。それがさらに，どこに住んでいようとも，それぞれすべての市民がすべての医療を公平に受けられるように供給するという，フランスでよく見られる論争を全面に押し出している[33](p.129)。

イタリアは最初にECTが発展した国であるが，その使用は公立の精神科病院，一般病院の精神科病棟，および大学病院精神科において，ほぼ完全に禁止されている[216]。その当時，49の大学病院のうち4つの病棟のみで行われていたに過ぎなかった。一方，68ある私立精神科病院のほとんどでECTは行われていたが，一般にはあまり知られていなかった。公的施設でECTを施行する数少ない精神科医は政府の保健機関から訓戒を受け，そして「政治的に不適切である」といわれた。しかしながら，イタリアの精神科医の大半はその使用を支持している。患者やその家族の態度も政治家に比べれば否定的ではない。

オランダのECTガイドラインでは，うつ病の患者が精神症状を伴っていたり，深刻な自殺企図がある場合，身体的衰弱が著しい場合，または2つ以

上の抗うつ薬でも効果が見られなかった場合に，治療の選択肢の1つと見なしている。また，薬物による有害な副作用を起こす危険性のある高齢者のうつ病では早めにECTを使用することを勧めている。これらの推奨にもかかわらず，郵送アンケート調査によればECTはまれにしか行われない[410]。オランダの精神科医の大半は，公式なガイドラインによるECTに関する推奨に対してとても控えめな見方をしている。このような態度は，オランダ政府が医学と生物学的な精神医学に対する強く否定的な見方を表明していた1970年代の騒動の名残りであろうと著者らは考えている。その調査は65歳以上の精神科医を対象としており，より若い精神科医の考えは調べられていない。

(6) オーストラリアとニュージーランド

ReyとWalter[332]，WalterとRey[415]が行った，1990〜1996年の間の若者に対するECTの使用についての詳細なレビューによれば，青年や児童に対してECTはあまり行われないが，その有効性は大人に対するものとほぼ同等であったという。ECTを受けた患者のうち，19歳以下の患者は1％にも満たない。児童や青年を専門とする精神科医に対する意識調査では，回答者がECT使用に興味があると主張したという事実にもかかわらず，ECTに対する知識が不十分であったことを明らかにしている[416]。ECTを受けた青年26人に対する面接では，ECTの体験を肯定的な記憶として回答し，半分以上がECTは有益であったと考えていた[417]。

オーストラリアにおける別の調査では，ECTの使用頻度についてアメリカとの比較を行い，報告している[422]。ニュージーランドにおける質問形式の調査では，多くの精神科医がイギリス精神医学会のガイドラインを知っているが，その使用頻度は低かったという。特にニュージーランドの精神科医は，イギリス精神医学会のガイドラインに示されているよりも多くの状況を絶対的禁忌としていたと報告している[376]。

(7) 香　港

1999〜2000年における地域ごとの調査によれば，13の入院施設のうち8施設でECTの利用が可能であり[74]，そのうち3つの病棟のみがイギリスのECTガイドラインに適合していた（イギリス精神医学会）。急性期病床100に対して行われたECTコースは0〜38.3であり，全体では1万人に対して0.34コ

ースのECTが行われていた。

(8) 発展途上国

多くの国で，近代的設備の利用が困難であったり，麻酔薬が高価であることや麻酔医不足によって，ECTを行うことへの影響が出ている。ECTは，ECT発達史の初期の方法のように，酸素化や麻酔，筋弛緩薬を用いずに行われる。このような方法は現在，非修正型ECTと呼ばれている。本書の著者の1人であるMFは，2002年，インドで多くの精神科医に会い，非修正型ECTの正当性や安全性について質問されたが，そのときにこれらの社会的要因を示す興味深い表現に触れることができた。インドでは国による健康施策がなく，麻酔科医に対する報酬，病院，医薬品にかかる費用は多くの患者にとってあまりにも高価なために，大きな医療施設以外で治療を受けることになる。その結果として，臨床医は非修正型ECTを用いるか，治療の有益性を見送らざるを得ない。

あるインドの精神医学の教授はインド最高裁判所に非修正型ECTの使用を禁止するように要求した[18]。著者の一人は，修正型ECTのほうが患者の安全のためには好ましいが，非修正型ECTの危険性はそれでも小さいものであり，ECTを全く行わないことよりも非修正型ECTを用いるほうが望ましいという意見を述べた。大学にいる指導者たちにとっては，ECTを禁止するよりも，修正型ECTに必要なサービスや医薬品に対する公的な援助を得ることで，ECTの使用を広げていくことがよいであろう。インドでは麻酔なしで外科手術が行われたり，西洋医学の利益を享受できないという事実は想像を絶するものである。

3　ECTを行わないという医療過誤

アメリカにおける「治療を受ける権利」訴訟は，効果的な治療を受ける患者の権利を明確に示したものである[374]。スウェーデンにおける，健康と医療サービス法では，「医療の目的とはすべての国民が健康で，公平な医療を受けられることである」としている。誤った治療についての苦情は，国家健康福祉委員会（The National Board of Health and Welfare）あるいは医学的責任委員会（The Medical Responsibility Board）で扱われる。後者は，勧告

や警告，医師登録の抹消という形式による懲戒処分を負わせる権限を持っている。ECTは確固たるエビデンスに基づいた必要不可欠な精神科治療であると見なされている。以下の例では懲罰的な判断を示している。

○ECTを行わないという医療過誤

　国家医療懲戒委員会（The National Disciplinary Board of Health Care）は，ある女性から夫の治療に関する苦情を受けた。彼は60歳で，メランコリー型のうつ病のために精神科に入院していた。以前に2回このような状況で，同じ病気に対してECTが行われ，良好な治療結果を得たことがあった。今回，最初は選択的セロトニン再取り込み阻害薬（SSRI）であるパロキセチンによって外来治療を受けた。入院してからはMAO阻害薬である，「モクロベマイド（moclobemide）」に変更され，その後，パロキセチン，「モクロベマイド（moclobemide）」，そして少量のアミトリプチリンの併用療法が行われた。患者の状態は悪化し，死や自殺についての質問には答えなくなった。ECTが考慮されたが行われなかった。入院15日目，少し病院から離れたすきに，縊首によって患者は自殺を遂げてしまった。

　懲戒委員会は，無効な薬物の変更を続けることで，患者は失望し，不安になった可能性が高いという見解を示した。自殺はメランコリー型のうつ病では常に切迫した危険である。ECTは早期に行うべき治療選択であった。裁定は，責任ある精神科医が科学や経験に基づいて行動をとらなかったとされた。制裁措置は，戒告よりも厳しい，警告であった。　　　　　（National Responsibility Board[284]）

| 4　高齢者におけるECT使用に対する偏見

　ECTは高齢の患者に対して効果を示す。実際，若年成人よりもしばしば効果が早く，改善の度合いも大きい[288]。高齢者ではしばしば抗うつ薬に対する忍容性が低い場合がある。それにもかかわらず，多くの精神科医は，高齢者ではさまざまな身体疾患がいくつも重なっていることを考え，ECTの使用を提案することをためらう。ある年齢以上にはECTを行うことができないという見解にさえ出くわすことがある。

　精神科医療の使命は，すべての患者に対して，彼らが必要とし，利益が期

待される医療を提供することである。医療において年齢の役割を考えれば，暦年齢と生物学的年齢とを区別する必要がある。暦年齢は誕生日の日付によって決定されるが，生物学的年齢は体やその組織の状態に依存する。暦年齢は正確に決定することができるが，生物学的年齢は漠然とした概念であり，医学的評価に影響される。

　原則として，暦年齢による制限を，検査や治療を行うことについての決定に適用してはならない。肝心なことは，年齢に関係なく，患者が有益と判断された医学的手段の対象として安全かどうかということである。現代のECTは穏やかな治療であり，適切な管理下であれば，ECTによる負担は，向精神薬を長期間飲み続ける精神病の負担よりも少ない。ECTの主な危険性は記憶障害と考えられている。高齢者は，若年者に比べて，治療以前からの記憶能力は低いが，より強く（あるいはより長く）記憶が障害されることはない[90,298]。しかし，もうろう状態の出現閾値が低いことで中枢神経系の生理学的機能の減退が明らかであれば，特別な予防措置，例えば慎重なエネルギー用量の調整や酸素化，治療の間隔をあけるなどが必要となる。

　活発にECTを行っている施設で治療を受けた，たくさんの高齢者の中から1人の例を挙げよう。

○内科疾患がある場合のECT

　78歳の男性は自宅で妻の介護を受けていたが，徐々に抑うつ気分が出現し，身なりがだらしなくなり，人生はもはや生きている価値がないと考えるようになった。患者は糖尿病と心不全，視覚障害，そして関節炎の治療を受けていた。体重が減少し，ベッドに横になって，トイレ以外はベッドから離れようとはしなかった。彼は医学的治療を拒否し，人生の終わりの時が来たと主張し，しぶしぶながら，心疾患と糖尿病の薬を服用した。

　診察時には，無精髭をはやし，汚れた身なりで，弱々しくつらそうに息をして，質問には1つの単語でしか答えなかった。彼の拒否を押し切って入院となったが，病院では臥床がちで，全介助が必要であった。抗うつ薬が処方されたが，10日間経っても効果は見られず，ECTの専門医への相談がなされた。専門医は大うつ病に罹患しており，ECTによる治療に賛同した。しかし，内科医の診察では，糖尿病と心不全はとても重症であるために，患者はECTに耐えられないであろうと異議を唱えた。家族との話し合いの末，彼の妻は治療に同意し，内科医が指

摘した危険性について受け入れた。そして，患者は治療に同意した。

　ECTが開始され，3回終了時には患者は自分でご飯を食べ，ベッドから離れて，ひげを剃り，もはや服薬を拒否することもなかった。5回のECTを終了したあと，完全に通院可能な状態となり，家に戻った。翌月まで行われた継続ECTによって，彼のうつ病は改善し，身体活動の水準も改善した。　　　　　　（Fink）

●

　うつ病に認知症が重なった患者にも，またECTが効果を示すであろう。好ましくない副作用をしばしば伴う抗うつ薬よりもECTのほうがより多くの利益を得ることができる。そのような患者のほとんどが，個々に応じた間隔の維持ECTが必要となる。

5　若年者におけるECTに対する偏見

　児童と青年におけるECTにおいても，同様のためらいを経験する。思春期前の児童にはほとんど施行されないし，青年の治療でもめったに用いられない。ECTが考慮されるのは，薬物療法を数ヵ月施行しても無効であったときの最後の手段としてである[77,332,416]。懸念の1つは，発達中の脳が電撃やけいれんによって損傷を被るのではないかということである。また，若者のうつは生物学的基盤ではなく心理的・社会的基盤を持つはずだという偏見もある。アメリカの少なくとも3つの州で，青年に対するECTの施行を法的に制限している。これらの懸念により，たとえ抗うつ薬や精神療法が無効であったときでさえ，ECTの考慮がためらわれるのである。

　ECTに反応する疾患が思春期以前に発症するのはまれであるが，思春期にその有病率は増加する。青年に対するECTの評価は，成人の評価と同じ効果を持つ。うつ病，精神病のうつ状態，緊張病，そして激昂した躁の患者はECTによく反応し，自殺のリスクの減少と病期の短縮がもたらされる[78,386,416]。ECTで首尾よく治癒した10人の青年の認知機能を長期間追跡したところ，認知機能にはっきりとした障害は認められなかった。Cohenらの入念な分析において，青年に対するECTの施行を禁止する倫理的理由は見出されなかった[79]。ECTを受けた青年と対照群の長期予後調査は，学業成績および社会機能において有意の差を見出さなかった[386]。長期経過において，患者の青年

とその家族のECTに対する態度は，概ね肯定的であった[385]。

またECTは，緊張病の若年者に対しても施行されることが少ない。心理的要因が緊張病の基礎を成すという偏見があり，広汎性拒絶症候群[236]として記載されている。緊張病患者が数カ月から数年にわたる心理療法のみで治癒したという報告が，（ECTという）適切で倫理的な治療を無視するエビデンスになっている[155]。しかし，そのような治療は，適切なケアの否認であると非難されている[126]。広汎性拒絶症候群は明らかに緊張病の一種であり，ベンゾジアゼピンやECTで治療可能である[129]。重症の精神疾患を患う青年の治療成功例は，枚挙に暇がない。一例を挙げよう。

○青年に対するECT

　17歳の男子が，週末のパーティー後，急性錯乱状態に陥った。2週間登校を拒否し，ほとんど食事と睡眠をとらず，部屋に閉じこもりロックを聴いていた。時折，興奮し両親を怒鳴り，3週間後に両親は彼を市中病院に受診させた。彼は薄汚れ，とめどなく話し続け，歌い，両手でリズムをとっていた。経口でロラゼパムを投与されたが落ち着かず，やむなく拘束された。ハロペリドールを2回投与したあと，発熱，硬直，血圧の上昇，心拍数増加を認めた。彼は輸液とダントロレン投与を受けた。発熱はおさまったが精神症状と躁的興奮は続き，大学病院付属の精神科急性期病棟へと搬送された。

　入院時，彼はせわしなく混乱しており，言語蹉跌と解体言語を呈していた。意識は覚醒したり混濁したりした。彼は奇妙な力を持つとか，彼を連れ付き添っていた両親を本物の両親でないとか，金融の世界で将来有望なキャリアに抜擢されたなどと語った。時間，場所，人物の見当識は保持されているものの，3つの物品の名称を5分後に想起できなかった。単純計算はできず，最近の主な出来事を知らなかった。体温，脈拍，血圧は正常であった。彼は急性せん妄躁病を発症しているものと考えられた。

　ECTが勧められた。両親は同意し，興奮する本人の代わりに両親が同意書に署名した。リチウム以外の投薬は中止された。第4病日に彼は両側頭性ECTを受け，適切なけいれんが誘発され，無事に回復した。1時間も経たぬうちに，彼は分別を取り戻し，過活動や妄想状態を呈さず，拘束の必要もなくなった。しかし，午後には再び躁状態を呈し，その後2回の治療では同じ経過をたどった。4回目の治療後，彼の思考，気分，情動は適切になり，妄想観念は消失し，セルフ

ケアももとのように行い，良好な状態を維持した。6回のECT後，彼は退院し，2週に1回の外来ECTとリチウムが維持療法として処方された。彼は4回のECTを追加で受けた。彼は復学し，勉強の遅れもすぐに追いついた。リチウム療法は4カ月継続され，その後中止となった。彼は退院し，2カ月後のフォローアップで良好な状態を維持していた。 　　　　　　　　　　　　　　　　（Fink & Taylor[129]）

効率と安全性を鑑みると，薬物療法や心理療法に反応しない若年の気分障害に対するECTの利用はあまりにも少ないと思われる。青年に対するECTの利用を決定する上での倫理的問題を詳細に検討した結果，この年齢層でECT利用を控えるべき倫理的理由は見つからなかった[79]。Cohenらは，患者の自律性の尊重と善行の原理の間に内在する葛藤を記している。高い脆弱性をめぐる特有のジレンマが，傷つけまいと望む過保護やECTの副作用に対する非現実的な恐怖をもたらす。ECTの利用は，緊張病，気分障害，そして難治性急性精神障害に限定して推奨されている。認知への長期的影響[77,79]，患者とその家族の態度への長期的影響[385]が調査されているが，この年齢層に対してECTを制限する過度の慎重さを支持する結果は何もない。

6 知的障害の患者におけるECTに対する偏見

知的障害があるからといって重篤な精神障害を発症しないわけではない。しかし，精神症状，うつ状態あるいは躁状態が重なると，薬物やそれこそECTは基礎にある障害に悪影響を与えると懸念され，治療が遅れたり制限されたりする[245,401]。ECTの適応を判断する上で問題となるのは，検査を理解したり協力したりすることができない患者の診断確定が困難なことであったり，障害を負った脳に対するけいれんの影響への懸念であったり，同意の問題であったりする。同意の問題は，裁判手続きに訴えなければ解決しない特殊な問題である。知的障害によって極度に能力を障害された患者に対するECTの利益に関する報告は，ECTの利用をより許容するアプローチの正当性を説いている。以下に，重篤な知的障害を持つ患者の治療においてECTが有効であった例を提示しよう。

○知的障害に対するECT

　知的障害の23歳女性が緊張病の症状（姿勢衒奇，無言症，硬直）を呈し入院した。拒食があるため特別な看護や経管栄養を必要とし，失禁し，絶叫と憤怒が制御できないため抑制を必要とした。彼女の発言は母親以外には理解できないものであった。今回の入院は，ここ4年間で5回目である。

　彼女の発達と成長は遅く，幼少期に知的障害と診断されていた。12歳のとき，傾眠を伴うかんしゃくを呈した。脳波は突発活動を示し，抗てんかん薬のカルバマゼピン（テグレトール）が処方された。心理学的評価で，彼女の知能指数は50であった。16歳になると，かんしゃく，攻撃性，また周期的で制御できない興奮が再び認められ，脳波検査が施行されたが，特に異常は認められなかった。彼女の行動は悪化し，リチウム投与によりやや鎮静した。19歳時，抑うつ気分，食思不振，体重減少で初回入院となった。リチウムと抗てんかん薬に加えて抗うつ薬と神経弛緩薬が投与された。彼女は重度のジストニアを呈し，薬物はすべて中止された。

　彼女は2～5週間の入院を4回繰り返し，その都度異なる薬剤で治療されていた。治療法としてECTも考慮され，両親も同意したが，ECT医は適切な同意がないこと，およびけいれんが彼女の脳と行動にもたらす影響を懸念し，ECTを施行しなかった。

　てんかんの精査が再度行われたが，脳波異常は複数の薬剤の利用による二次的なものとされ，特に問題とならなかった。知的障害患者における周期的な躁状態および緊張病を伴ううつ病と診断された。ロラゼパム投与が開始された。緊張病性の行為は消失したが，気分，周期的興奮，失禁に変化はなかった。

　両親が同意書に署名をした上で，ECTが開始された。2回の両側頭性ECT施行後，患者の気分と睡眠は改善した。彼女は従順となり，質問に答え指示に従った。3回目の治療後，緊張病は消失し，彼女の行為は十分に制御できるようになった。彼女は両親の家へと退院し，ロラゼパムと毎週のECTで維持された。

　2回の追加治療後，祝日をはさんだため，彼女は定期的なECTを受けられず，興奮，衝動性，失禁が再燃した。翌週2回の治療が施行され，行動は落ち着いた。週2回のECTで彼女は自宅で生活でき，精神障害によるハンディキャップを持つ患者向けの治療プログラムに参加した。彼女は，追加の薬物療法を必要としなかった。4カ月後，治療間隔が広げられ，9カ月後にはECTを必要としなくなった。

(Fink[118,119])

知的障害患者における運動暴発，うつ状態，躁状態，緊張病は，知的障害のない混合型双極性感情障害の患者に見られる症候群と異なるところはない。神経弛緩薬と抗てんかん薬は一時的に効果を発揮したが，薬剤感受性が低く継続して使用できなかった。ECTは緊張病とうつ状態の急性期症状を緩和し，彼女の自宅での生活を可能とした。
　他にも，知的障害患者に対するECTの安全性と有効性を示す例は多数報告されている[31,147,412]。この疾患へのECT施行に対する偏見，および適切な同意をめぐる懸念は，重篤な精神疾患を合併した知的障害患者をより不利な立場に置くことになる。

7 慢性精神疾患患者におけるECTに対する偏見

　ECTは多くの慢性精神疾患に対して有効である。しかし，これらの重篤な慢性精神疾患のケアに専念している施設で，ECTの設備を備えている施設はほとんどない。患者は，何カ月も何年も，時には何十年も複数の薬剤のカクテルで治療されているのが通例であり，ECTが試されることはない。カリフォルニア州やテキサス州からの報告には，州立機関での治療の失敗例が数多く記載されている。それらの州では，それぞれ1つの州立病院にしかECTの設備がないのである。ニューヨークでは，設備不足がセカンド・チャンス・プログラムで認識されている。セカンド・チャンス・プログラムとは，（ECTを含む）精神科医療が整備された研究機関の施設を長期入院患者に役立てようというものである。しかし，この選択プログラムが提供される患者はほとんどいない。
　ECTが必要な患者が地域の州立機関から紹介されてくる，ニューヨークの研究機関付属病院での経験から，一例を挙げよう。

○慢性精神疾患に対するECT

　44歳の女性患者は，24歳から躁病で入院していた。入院時より，彼女は他の入院患者やスタッフをののしり攻撃的であり，病棟内をぐるぐると歩き回っているときに邪魔されると悪態をつき唾を吐きかけ，壁や椅子に八つ当たりした。周

期的に彼女の精神症状は甚だしく悪化し，わめきながらスタッフを噛み，服を脱ぎだし，あたりに投げ散らかした。彼女はぶつぶつとつぶやき，しばしば抑制されたり保護室に入れられたりした。

州立病院に初めて入院したとき，彼女は1クールのECTで改善し，地域社会に戻ることができた。次の2回の入院でもECTは効果的であったが，7年前の入院のあとは，ECTはもはや利用できず治療は行われていなかった。

コンサルタントが彼女を訪問し，ECT施行のため大学付属病院への転院を決めた。ECTへの同意を患者に求めたが拒否された。保護者が選任され，裁判所への申し立てによりECTが許可された。彼女は大学付属病院に転送され，24時間看護で保護室に隔離された。ケタミンとサクシニルコリンを用いた麻酔のもとECTが施行され，3回の治療後，彼女はもはや攻撃的であったり叫んだりすることはなかった。彼女は一般病床に移され，日中のみ付添人を必要とした。6回のECT後，彼女は改善し，協力的となったが，用心深く，孤立し，時々しか話さなかった。彼女は，シャワーと洗髪を受け入れた。第3週目に，彼女は集団活動に参加し，他患のゲームに興味を示したが，まだほとんど話さなかった。12回のECTのあと，彼女は外向的になり，協力的で，付添人を必要としなくなった。彼女は病棟を歩き，食堂で食事をし，誰にも迷惑をかけなくなった。

経過観察のため，彼女は州立病院へと戻った。維持ECTが行われ，退院の予定が組まれた。親族は長い間彼女を見捨てており，彼女は共同住宅へと退院した。退院後の数年間，彼女は周期的に調子を崩し，ECT目的で大学付属病院へ再入院したが，自発的な同意の上であった。

(Fink)

●

細菌学が精神疾患と関連する感染性疾患（梅毒，結核など）を治療する手段を開発する前の時代には，州立病院への入院は退院できないことを意味し，恐れられていた。身体療法が導入された20世紀の数十年間で，楽観主義が復活し，州立病院への入院は終身刑と思われなくなった[49]。脱施設化への動きとそれに伴うコミュニティケアの不足が，再び低い寛解率，不適切なケアの増加，病気の慢性化，そしてホームレス化を起こした。

8 精神疾患に罹患した犯罪者という特別な状況

さらに強調されるべきは，法を破ったあとに投獄された精神病患者に対する精神科的ケアの不適切さである。精神疾患に罹患した犯罪者ための特別な病院でのケアは，他の州立施設よりもさらに制限されている。その結果，身体的・薬物的な拘束と独房が手に負えない囚人に対する主要な手段となる。次に示す極端な例により，精神病患者の興奮と攻撃性に対してECTは有効な手段であることがわかる。

○犯罪者の精神障害に対するECT

27歳の男性が殺人で投獄された。ほどなく彼は一時的な躁状態を呈し，あるとき守衛に重傷を負わせた。その後，彼は独房に監禁された。公設弁護人は躁病の症状に気づき，精神科への受診を求めた。精神病症状を伴う双極性障害と診断され，処方を受けた。処方により彼の行動は落ち着いたが，独房より連れ出されるたびに行動は制御できないものとなった。ECTが指示されたが，囚人は同意能力がないものと考えられた。公設弁護人はこのジレンマを裁判官に訴え，裁判官はECTによる治療効果について彼に助言するようコンサルトを要求した。州外から2人のコンサルタントが呼ばれ，裁判官はしぶしぶ制限された回数のECTを許可した。

各回の治療で，患者は全身拘束で監獄から移送された。6回の治療後，患者の態度は変化し，一般監舎が適当と考えられるようになった。維持療法は施行されず，2カ月経たないうちに，彼の行動は再び躁的となり，再び独房へと留置された。治療の有効性を認識した囚人は，ECTを要求した。囚人であるがゆえ同意能力がないとされたため，再度裁判所からの許可が必要であった。制限された回数の治療が承認され，患者は再び治療に反応した。今回は維持療法も承認され，囚人はより拘束の少ない状態で刑に服することができた。　　　　　(Fink)

躁病性興奮に対するECTの効果は絶大である。厳格な規則のもとでECTが特殊な治療であると見なされる状況では，囚人は裁判所の許可によってのみECTの恩恵を受けることができる。

9 要　　約

　すべての市民に医療の機会が平等に与えられることは正しいと広く考えられている。生物学的・社会的にハンディキャップを負った人々に対しては，彼らのハンディキャップを軽減するために特別な配慮が必要である。精神疾患を患う人々は，このようなハンディキャップを持つ集団に属し，最良の治療とケアを受ける権利を持つ。

　ECTのように効果的で安全な治療が施設によっては受けられないという制限は，国連人権宣言あるいは国連総会で採択された精神保健政策の原則に反する。さらにECTの使用上の差別も，宣言と精神保健政策の原則に反する。さまざまな民族，さらには恵まれない集団が，ECTを受けられない国々も存在する。青少年，老人，慢性精神疾患患者，さらには知的障害や精神疾患を罹患した犯罪者においてECTが制限されているのは，認めがたい差別である。

　医療の意思決定が精神医学の専門家から専門でない法廷へと移っていることは，熟考に値する。

　精神医療におけるECTの適切な役割を否認し，ECTを必要とするすべての人々に平等に利用できるよう整備しないことは，正義という倫理原則に反する。

第8章
倫理原則のバランス

　ECTの施行は基本的な倫理原則に従うべきである。このような理想はエビデンスを基本とした治療を目的としたときに可能となる。ECTの患者とは，典型的には以前に1回から数回のうつのエピソードがあり，時間的に十分なモニター下での治療や高用量の投薬後も精神療法や薬物への反応に乏しい。患者はECTを受けることに同意してきたし，それを頼んでさえしてきたかもしれない。記憶障害は治療の間に起こるが，先に障害されていた社会機能が回復するとともにすぐに消失する。すべての精神科治療センターが必要時にそれを提供できるよう整えられ，同じ治療設備にあるすべての患者は，治療に対し同等の利用権利を持つとき，正義の原則は尊重されるのである。

　ECTの重要性は同意過程の難しさにより限定されている。患者や家族に治療について説明することと，同意書のサイン時にもその説明を繰り返す必要がある。患者と医師の良い関係が確立されたとき，同意が最も得られやすい。特に患者が質問をする機会を得られれば，誤解は正しうる。ECTで治療されたことのある患者たちのつながりは，情報の共有に寄与するものだ。重度の精神疾患から回復したという事実により，彼らはこの治療を支持するだろう。

　治療の複雑さや患者の臨床的状態がすべての原則を困難にしているときには，それらに優先順位をつける必要がある。

1　善行 対 無害性

　下記の例は，良いことをすることと害を引き起こさないことの原則の間の

複雑な選択を表している。

○ 善行 対 無害性

　ある70歳の未亡人は4回目のうつ病のエピソードと診断された。彼女は重度の焦燥感，不安，そして落ち着きのなさがあり，短時間でさえ座ったり横になったりすることができなかった。彼女は子供の頃に両親の言うことを聞かなかったと，自身を何度も責めた。初めの2回のうつのエピソードは50歳前に起こり，そのたびに薬物療法には限界があった。5年前の3回目のエピソードにおいては，薬物療法には反応がなくECTで治療が成功した。現在の焦燥感の強いうつ病のエピソードは3カ月間が経っており，クロミプラミンにもハロペリドールにも反応がなかった。

　2年前に彼女は右大脳動脈の脳血栓にかかり，左上下肢に残る筋力低下と永続的な脳障害が残った。彼女は心機能の問題もあった。血圧は高血圧（190/120mmHg）と考えられ，左の心拡大があった。中等度の運動後には，彼女は一日の終わりで息切れしてしまい，足首が腫れてしまった。網膜の動脈は蛇行していたが，乳頭浮腫はなかった。

　彼女は再発のうつのときに精神病症状に苦しんだ。ECTが治療法として選択されたが，血圧の上昇のため必然的にリスクを伴った。同時に，焦燥感が血圧を上昇させる原因となり，低下している心機能に緊張をかけることになった。循環器科医のコンサルテーションののち，精神症状を改善させることで精神疾患だけでなく血圧への良い効果もあるだろうという予測でECTが提案された。

　合併症なく8回施行されたECTののち，症状は消失した。血圧は160/100mmHgに安定した。βブロッカーと継続的クロミプラミンが維持療法として処方された。
　　　　　　　　　　　　　　　　　　　　　　　　　　　　(Ottosson)

　治療の選択とは，効果的でない薬物療法を追求するか，ECTへ変更するかである。継続的な薬物治療で予測される結果としては，長期化・慢性化の可能性，新しい梗塞と同時に心血管系統の疾患と緊張の持続である。ECTという選択は，先ほどの場合においては急速な寛解への期待を意味する。発作中にある短期間の心血管系への緊張は第1のリスクであるが，長期的な見通しでは抑うつと焦燥状態の改善により緊張は減少するだろう。比較してみ

れば，ECTが選択されるのである。

　今日におけるECTの試行では，高血圧はECTの障害ではなく，むしろ感情の緊張を減らすことにより状態は良くなる。高血圧がECTの禁忌ではないというだけでなく，付加的な適応があるということを見ると，うつ病と身体的疾患はどちらも緩和されうるのである。

2　善行 対 自律性の尊重－治療への非合理的拒否

　コンサルテーション・リエゾン精神医学からの次の例では，他の2つの倫理原則が競合する。

○善行，自律性の尊重と代理同意

　35歳の主婦が自殺企図でリストカットをして地元の病院の救急部に搬送された。患者が一人で自宅にいることを知っていた友人が，近所にいたので訪問したところ，患者がひどく出血しているところを見つけたのだった。

　傷は縫合され，輸血が行われ，彼女は精神科に移された。彼女は自殺できなかったことへの失望を表し，生きることに疲れたと言った。彼女は毎朝3時に覚醒し，自身の存在への苦悩と思案を語った。彼女の夫が出張に出かけたとき，彼女は自分の苦しみを終わらせることに決めた。

　診察では，彼女は非常に抑うつ的ではあったが抑制されてはいなかった。夫と患者は不和を否定した。2人とも子供ができることを望んでいた。自殺念慮のあるうつ病と診断された。患者は死にたいからとすべての治療を拒否した。彼女に判断能力があると考えられたため，彼女の決断は彼女ができる限り自発的に受け入れるまで尊重された。一方では，回復への希望をもたらす治療を彼女に提供しないことは，無責任であるかもしれなかった。彼女の拒否にもかかわらず彼女への治療を可能にするため，スウェーデンで行われている最近の精神保健に基づいて，彼女の入院形態は強制的治療に切り替えられた。夫がこれに同意した。

　彼女が治療されるときに抵抗しなかったことと，強制は必要なかったこととは，無関係に見える。彼女は4回のECTで回復した。彼女は人生を取り戻したことに感謝し，うつ病から解放された。

　継続的な面接から妊娠しなかったことへの失望が明らかになった。婦人科とのコンサルテーションが手配された。　　　　　　　　　　　　　　　　（Ottosson）

精神科医は非合理的な決断を尊重してすべての治療を控えることと，善行の原則を優先することのどちらもする必要がある。最初の選択例では慢性疾患に自殺のリスクを伴う。2番目では，患者の同意がないにもかかわらず強制的治療を必要とし，治療が可能になる。命を救うために圧倒的に医師にゆだねるということは，治療に優先順位をつけることになる。経口薬への同意に乏しいとき，第2の選択はECTと抗うつ薬の注射である。ECTは迅速でより確実な効果の実績から好まれる。患者の理解が，適切な選択が行われたかどうかを示す。望まずに子供がいないことが明らかになったことは，原因の要素となりうるものを緩和する道を意味した。

3 善行 対 自律性の尊重－同意も拒否もないとき

治療の勧めに無関心な患者もいる。そんなとき，治療の決定は医師により行われる。

○同意も拒否もないとき

40歳の女性が，はじめに相談してきた18歳の娘とともに病院の救急部にやってきた。娘は，普段は外交的，活動的で楽観的な母が，この1カ月は自ら動かなくなり，交際を避け，ひどくため息をついていたと説明した。彼女は毎朝早くに覚醒し，休めないと心配していた。自分は悪い母親で，そんな人間が生きているのは許されないと自身を責めた。彼女の娘は，子供の頃はやさしさと励ましに満ち溢れていたと，とても好意的な評価を話した。病院に来ることになった理由は遺書が見つかったからで，そこには「もうこれ以上生きていけない。許して」と締めくくられていたからであった。

患者は娘が話している間は静かにしていた。彼女は，自分がしたことのすべてを話さなくてはならないとだけ娘に話しかけた。精神科への入院に同意するかどうか聞かれたとき，患者は長い沈黙のあと，どうでもよいと答えた。

何日かの間，彼女の行動は変わらなかった。彼女は自分がうつ病であり，治療の必要性を理解しているようだった。うつ病が精神病的であれば，ECTは最も効果的治療と判断される。それが勧められたとき，患者はまたどうでもよいと答

えた。次の2日間，精神科医は治療について話し合い，同じ答えを聞いた。

　患者が治療に対して同意も拒否もしないとき，強制は必要なく，強制的治療への切り換えは行わない。患者はECTの準備の間も抵抗しなかった。2回の治療後，彼女の抑制症状は消失し，6回の治療後は娘によると普段の彼女に戻った。自宅に帰るときには，患者は治療への感謝を述べた。　　　　　　　　　　（Ottosson）

　患者の行動はうつによる決断力低下の例である。彼女の疾患は治療を要した。彼女に決断力が欠けていたため，パターナリズムの姿勢は倫理的に弁護されうる。早期回復を見込める治療をするか，自然寛解を待って長引く看護的治療かの間の選択である。苦しみから解放し，自殺を防ぐには，抗うつ薬による治療の適応が優先される。ECTに代わるのは抗うつ薬単剤か向精神薬との併用である。このような治療は効果が少なく，効果が出るまでに時間がかかり，ECTよりも副作用が多い。薬物療法の効果のなさは決定の際にもまた考慮されたのだった。

4　ECTへの非合理的同意

　非合理的同意を受け入れるのは倫理的だろうか。次の例を考えよう。

○非合理的同意

　35歳の公務員が胸部に銃を発砲して自殺を図り，総合病院に入院してきた。銃弾は心臓と大血管を逸れていた。外科的治療と外科での短期入院のあと，患者は精神科に移された。

　患者は自殺が失敗したことをとても後悔していた。彼は家族に大きな苦しみを与えたと自身を責め，仕事にも困難を引き起こしてしまったと訴えた。彼は自己評価の低さを証明する自責の念を話した。彼の妻はこの何週間か態度が変わったと話した。彼は引きこもってしまった。前の2回の秋には，彼は過活動で誇大的な期間を認めた。彼は画期的発明を開発するための会社を始めて失敗し，家族に借金を負わせてしまった。

　双極性障害の精神病症状を伴ううつのエピソードと診断された。自殺のリスクの観点から，ECTが勧められた。何のためらいもなく，彼は「死ぬためなら何

でもするさ」と言って同意したのだった。　　　　　　　　　　　　（Ottoson）

●

　受け入れられた基準によれば，患者に判断能力はあったがECTに対する同意には非合理的理由をつけていた。倫理的立場からは適切な治療に対するこのような同意を受け入れることは疑問であるが，うつ病を回復させるための緊急性と善行の原則が優先されたのである。インフォームド・コンセントを得るのに，自然寛解するか患者が自身の疾患に苦悩しながら気づくのを待つというもうひとつの手段では自殺企図の危険性があった。パターナリズムの姿勢はこの患者には最も興味ある部分である。回復ののちに，彼はリチウムによる予防策を提案された。

5　善行 対 家族の拒否

　次の症例は家族が医学的決定を規定できるかどうかという疑問を提示している。

○善行 対 家族の拒否

　36歳の男性が緊張病の診断で精神科病院に入院させられた。彼には8年間にわたり精神病，うつ病，そして強迫的な特徴を持つ精神症状があった。緊張病症状がよりはっきりし，椅子で丸くなっていたり，椅子に連れてこられるまで1カ所に立ち続けたりするような，姿勢の固さが見られた。彼はしかめ顔，自動的な服従，蝋屈症，反響動作，そして一過性の緘黙を示した。介助による食事を間欠的に拒否し，その他服薬の拒否や自分自身を無視するという拒絶的行動であった。彼は向精神薬，抗うつ薬と鎮静系の薬剤の併用で治療され，時間が経つとこれらは注射で投与されるようになった。彼はほんの少ししか改善しなかった。ECTが提案されたが，彼の父と兄弟はECT施行を許可する保護者の責任を拒否した。彼らはECTが過激すぎるので，攻撃的で効果はなく，さらには害があると恐れていた。もし効果があったとしても，彼らは強制的な治療が彼らと患者の関係をだめにしてしまうと恐れた。彼らは少しの改善でも十分だと喜んで受け入れ，患者が毎日アパートで一人で座って食事の介助を求めることができたり，父親とともに毎晩夕食をとったりできる程度の緊張病状態からの回復でよしとした。精神

科医は患者の障害がこの緊密な家族関係をお互いに引きつけているのだと結論づけた。
　より効果的な治療はなされなかった。　　　　　　　　　　　　　　　（Taylor）

　家族が承諾しないと，成功したであろう治療を患者から奪ってしまう。彼らは害があるだけでなく，家族関係の統制がとれなくなってしまうという恐れからECTに反対した。
　ECTがこの患者に効果があるかどうかの疑問は別として，重大な問題は誰が医学的決断をすべきかということである。治療チームの勧めが善行の倫理原則を基盤としている一方で，家族は無害性の原則に高い価値を置いている。相互の理解が望まれるとしても，医師が責務を負うのは患者に対してであって，成人した患者の家族を含む他の人や社会制度に対してではないとわれわれは考える。こう考えると，なぜECTが医学的治療の中で例外的な位置にあるのかという理由はないのである。もし患者が強制的治療下にあれば，医師は患者の権利に従うよう決断すべきである。成人の患者における医学的決断への家族からの干渉は不合理な結果を招く。

6　善行 対 正義―医療の不平等

　善行と正義の原則の間の矛盾はしばしば起こる。悲劇的な経験がECTができない大学病院から報告され，この病院でECTを必要とした患者は私立病院に送られねばならなかった。

○善行 対 正義

　35歳の独身女性が病院の救急部に入院した。彼女は通りを裸で叫びながら走っていた。入院時，彼女は一時的に穏やかだったが騒ぎ出し，正当な理由で身体拘束とロラゼパムとハロペリドールの注射をされた。入院してすぐに，彼女はホールを走り，ガウンを破り，けがをしている患者をつかもうとした。彼女はこれまでの話を少ししかしなかったが，3日間眠れておらず，仕事にも食事にも行けず，ずっと泣いていたと言った。13年の間，彼女は1つの職場で働いており，精神疾患の既往はなかった。

患者は非協力的で落ち着かず，しばしば叫んだ．彼女は指示に従えなかった．2日目には，彼女は部屋のドアを引き剥がそうとし，指を2本折った．彼女は穏やかに対応したが，彼女の行動と意識は大きく動揺していた．彼女は抑うつ的に見え，時には質問に答え，自殺念慮や幻覚，滅裂思考を否定した．そのとき，彼女は大声で神に叫び，神に答えてくれるよう訴えた．彼女の行動は昏迷と緘黙から過活動と焦燥へと動揺し，身体的拘束を要し，薬物的拘束としてハロペリドール60mg/日，ロラゼパム12mg/日を必要とした．

　躁的せん妄の診断がなされ，神経学的コンサルテーションが必要となった．腰椎穿刺，髄液検査，CTスキャン，MRI，そして脳波は正常であった．8日目に彼女はさらなる検査のために神経内科部門に移された．腰椎穿刺が繰り返され，出血が見つかった．彼女はウイルス性脳炎の疑いのため抗生物質の静脈内投与で治療された．

　2週間後までには，彼女は質問に答えることを拒否し，目を見開いて手を空に向けて背中と頭を弓なりにし，左に曲がるという蝋屈姿勢をとるようになった．彼女は空を見つめながら覚醒しており，彼女の行動は増減を繰り返した．

　脳波，MRI，そして腰椎穿刺のために鎮静させるため，彼女は3回にわたってロラゼパム（2mg）の静脈内投与をされた．それぞれの注射の10分以内に彼女は覚醒し，協力的で友好的となり，自分はどこにいて何をしているのかと質問した．あるときには彼女は兄弟に，そして他の機会では母や友人に穏やかに話した．しかし1時間以内には彼女は昏迷状態に戻ってしまった．

　精神科医のコンサルトにより緊張病状態の治療としてECTが勧められた．しかし，神経内科医と内科医は彼女をこの治療には重症すぎると見ており，ECTで彼女を「クリアにする」ことを拒否した．3週間後には彼女は徐々に覚醒しなくなり，食事の介助と全体的な看護を要するようになった．入院して45日目，胃管栄養の間，胃管の位置が悪く，誤嚥性肺炎となり死に至った．

（Fink & Taylor[129]）

●

　精神科医は適切な治療を勧めたが，ECTの指導を受けていない医療スタッフはそのリスクが自然寛解を待つよりもはるかに大きいと推測した．彼女がECTを許可されたら，彼女は他の施設に移されるべきであったということもまた管理上の責任である．同じ疾患を持つ人が平等に治療されるという

7 善行 対 正義－法的制限

特に悲劇的な例は，精神障害の間に自分の2人の子供を殺した母親であるAndrea Yatesの苦悩である。彼女はやったことに対する判断能力があると宣告されて有罪となり，刑務所に入れられた[71-73,223,294,331,429]。

○善行 対 正義－ECTの法的制限

Yates夫人はテキサス州に住む37歳の女性で，1994年に第1子を出産した後すぐに精神障害を発症した。1999年に4人目の子供を出産後，彼女は抑うつ的で元気がなく，押し黙って引きこもり，子供たちを見ることができなくなった。2000年末には彼女は5人目の子供を出産した。彼女は自責的で妄想的となった。彼女は2回自殺企図をした。向精神薬のハロペリドールによる治療で，彼女の状態は子供たちの面倒をみることが可能と考えられるまでに回復した。2001年の3月には彼女のうつ病は悪化し，父親の死への自責感を訴えた。彼女は入院し，ECTが考慮されたが拒否をした。再びハロペリドールで治療されたが，妄想は残った。症状が残っていたにもかかわらず，彼女は自宅に戻ることを許可された。

2001年の5月に彼女は5人の子供を続けて溺れさせて殺し，子供たちが危ないからすぐに家に帰るようにと仕事中の夫に電話した。夫は家に帰り，子供たちが死んでいるのを発見した。

刑務所の病院で，Yates夫人は監獄の壁に男たち，子供たち，そして馬が見えると言った。彼女は，子供が「本物ではなく」「地獄の火で死ぬ運命で」「サタンから彼らを救う」ために子供たちを殺した。彼女は自殺の危険性ありと位置づけられ，1カ月の間，彼女は沈黙し，反応せず，一点を見つめて同じ姿勢をとり続けた。

彼女は陪審員の裁判で殺人の刑に告発された。裁判所での証言の間，被告側に立った精神科の専門家はこのように論じた。「……Yatesが精神病的妄想により子供たちを殺したと推測する。彼女はひどく抑うつ的で引きこもっており，ほとんど緘黙であり，電気ショック治療が効果的かもしれない」裁判では彼女が精神異常ではなく，殺人の罪で有罪であり，終身刑に処すと判断した。

(Christian[71-73])

Yates夫人は精神病症状を伴ううつ病に苦しんでおり，その疾患はECTに劇的に反応するが，薬物療法への反応には乏しい。しかし1993年のテキサス州の法律では，ECTを使うことは厳しく制限されており，16歳以下の子供には禁止され，他のあらゆる治療の選択が失敗したときに最後の手段として使うよう特別な制限をされていた。これらの制限はとても煩わしく，ECTは1カ所の州立精神科病院とわずかな私立病院と大学病院でしか行えなかった。内科医もECTを考慮したが，その適応は法律によってあまりにも制限されていたため，彼女に行うことはできなかった。

　もし彼女の子供たちの死がそれほどまでに悲劇的でなかったら，この明らかに精神疾患である女性の終身刑は残酷である。彼女の子供たちの死では，テキサス州の立法府，政府，そして裁判所の共謀によってYates夫人にECTができなかったのだという結論以外に達することはできない。

　この点でテキサス州が特別というわけではない。精神疾患を治療する多くの病院では患者にECTを提供せず，その利用法について臨床家に教育することもしていない。ECTを否定することで，患者はより効果がなく，リスクの大きい他の方法を強いられるのである。

8 善行 対 正義－法的障害

　ECTの適応への，司法と共謀する法的障害も広がっている。主に，同意についての複雑な規則（しばしば1回のコースに対してだけでなく，各治療に対する同意），ECTは最終手段であるという考えに基づく禁止令，そして各治療を政府機関に報告するという煩雑な要求によって妨害される。医学的決定に対する法的障害の逆説的な例はほとんどカリフォルニア州で起こっている。

○善行 対 正義－ECTの法的障害

　これまでに精神科的既往歴のない22歳の女性が帝王切開の10日後にカリフォルニア精神科病院に入院した。出産の直後に，彼女は恐怖に脅えて奇異な行動をとり，妄想的思考を伴う人格変化を来たした。彼女は人の心が読める霊能者であ

ると信じていた。彼女は重度の気分変動を呈しており，生まれたばかりの自分の子供を見ることにはほとんど関心を示さず，集中力に欠けていた。家族の強い勧めがあり，患者は精神科病院に自発的に入院した。

入院時，彼女は華々しい精神病状態で若干の発熱があった。彼女は感情障害と診断され，炭酸リチウムとペルフェナジンの治療が開始された。入院の3日後，彼女は落ち着きなく，さらに情動不安定，妄想的となって，もはや治療に協力できなくなってしまった。ペルフェナジンの量は増し，ロラゼパムが追加され，ほとんど持続的な身体拘束を必要とした。彼女は全介助による看護を要した。

法律上治療を続けるためには，彼女の意思に反して入院させるほど，臨床症状が重症かどうかを決める法的公聴会を必要としていた。公聴会を待つ間，治療は裁判所の許可で続けられた。最初の公聴会のすぐあとに，患者は非自発的に薬物療法で治療されうるかを決めるための2回目の公聴会が開かれた。裁判官は非自発的に薬物療法を行うことを許可せず，患者自らが必要としたときのみ薬を与えるように命令した。向精神薬の系統立った治療は中止されてしまった。

補液のために点滴と身体拘束を必要とした。患者はやせていった。焦燥感は増し，彼女は唯一受け入れたフルフェナジンを投与された。10日目までに彼女は腎不全を示すCK 876U/lとなり，脈拍は120回/分となった。彼女は向精神薬への反応に乏しかった。悪性症候群の発症の懸念により，向精神薬は中断することになった。しかしながら神経内科医は悪性症候群の証拠を認めず，再び投薬が始まった。

彼女の健康状態に関して治療の決断をできるものはおらず，郡に対して一時的な保護者を指定するように陳述書が用意された，彼女は妄想を訴え続け，誰かを傷つけるのではないかと脅え，徐々に攻撃的となっていた。薬物療法ではほとんど臨床的な変化がなかった。CKは1339U/lまで上昇した。蝋屈症，伸展の姿勢，拒絶の症状が出現した。すべての薬物は再び中断された。10日後，指定された保護者が脳CTを許可した。CTをするには笑気麻酔で患者の焦燥感を鎮静する必要があった。代理人は侵襲的だという理由でこの処置に反対した。彼は郡の精神保健監督官に上告し，処置を中止させ，患者が麻酔を受けるかどうかについて高等裁判所で決定するために，この件を送致することを要求したのだった。裁判所の公聴会が開かれるのに4日かかった。この処置への異議を支持するような臨床的証拠はなく，裁判所は検査を進めるよう許可を行った。CTでは臨床症状と関連するような情報は得られなかった。

24日目，ECTを行うという決定が出された。カリフォルニア州の法律では，非自発的な患者に対するECTは他に可能なあらゆる治療が試されたあとにのみ許されていた。患者の蝋屈症は続いており，今は幻聴と幻視に伴ったハサミのような足と指の交差を繰り返した。致死的緊張病と診断された。法律による命令により，主治医の精神科医は3人の精神科医によるコンサルトが必要で，さらに2日間遅れることになった。それぞれのコンサルタントは必要な宣誓供述書を埋め，保護者の許可が必要であった。郡に任命された5人目の精神科医が最初の4人の意見を見直すことが必要で，これにさらに1日がかかる。

治療を進める許可を得るため高等裁判所は再び事例を照会した。裁判所は公聴に10日かかると説明した。内科医は患者が死ぬのではないかと懸念した。このため，緊急であることを説明する文書が裁判所に手渡された。それでさえ，司法の予定を早めるには病院の弁護士の介入が必要で，公聴は患者が入院して32日目で開かれた。反対する臨床的証拠はなく，裁判所は要求された治療を支援する判定を下した。翌日にECTが開始された。

36時間以内に患者はもはや経鼻胃管も点滴も拘束も必要としなくなった。特別看護は終了した。患者は社交的となり，自発的に自分で食事をとり始めた。通常のECTのコースが続けられ，患者は回復して退院した。

(Bach-Y-Rita & De Ranieri[26])

裁判所の手続きは，このような致死的な精神疾患を持つ女性への治療では深刻な障害となる。患者の人権を保護するために張りめぐらされた法の網は単に逆効果を示しただけである。顕著な遅れの原因となった裁判所の障害がなければ，彼女は2週間で効果的に治療され，余計に何週間も非自発な入院や拘束をせず，命を失う危険にさらされることもなかっただろう。内科医は治療を行う責務があるが，臨床的決断をする権限を放棄した。代わりに，その権限は混雑した裁判所に委ねられた。

9 医療専門家に対する教育の倫理原則

医療専門の学生の多くはECTを嫌い，それについて良くない噂を聞いているが，臨床経験には欠けている。イデオロギー的理由で否定的な見地をと

る者もいる。やがて，ある者は経験から学び，ある者は否定的な思考に固執する。精神科チーム内での意見の衝突による仕事への支障を最小限にするためには，倫理原則の視点から議論することが適切かもしれない。次のような疑問があげられるだろう。

- 医療の最大の目的は，患者の苦しみを緩和することなのか，それとも医療専門家個人が快適に感じることなのか。
- 善行の原則は個人のイデオロギーのために犠牲にされるべきか。
- 自律性の尊重はいつでも圧倒的に優先されるのか。
- 正式な正義の原則（平等のものは平等に治療されるべきである）への障害は，ある病院やある地域やある郡では我慢しなければならないのか。

基本的倫理原則の用語を分析すれば，対立を解決できる可能性がある。

(1) 倫理のケースブック

精神分析的訓練への倫理的な熟考については，アメリカ精神分析協会から出版された倫理のケースブックに特集されている[93]。これは，判断能力と理性を危うくする重症の精神疾患に対する医療のような，権利が対立するような臨床状況を扱っている医学専門家へのモデルとなる。結果論的な視点からの原則にのっとった倫理分析を行うことで，ECTの使用に関してより矛盾のない運用を行い，専門家としてより満足できるものにしてくれるだろう。

10 要 約

倫理原則のバランスにおいては，ある原則が他の原則に反する場合，選択した結果についての考慮がなされる。そのような分析は倫理学用語を使わずに直感的に行われるものかもしれないが，患者の診療録の中では明確な倫理的議論によって矛盾のない判断で説明されるべきだろう。

第1の医学的責務は生命維持であるため，内科医はECTを非合理的な理由で拒否する判断能力のない患者の自律性を，判断能力のある患者と同じように尊重しすぎるものである。強制はめったに必要ないが，患者の人生を危険

にさらすことへの倫理的防衛となる。治療の決断は患者と医師の間のものであり，裁判所や家族は医学的治療にも薬物療法やECTにも介入すべきではない。医療における倫理的分析を行うことは，倫理の基本的医学原則を順守することの手助けとなる。

第9章

結　論

　すべての医学的評価は，可能な限り根拠に基づき正しく行われている。この姿勢は，医療もまた倫理を基盤としていることを表している。効果と安全性の根拠と倫理は，医療の提供において相補的なものである。
　倫理は体系的な意義の反映と定義されるだろう。それは医療行為が善行（良いことを行う），無害性（傷つけない），自律性を認め（個人を認め），そして正しい（公平である）ことである。ECTが，これらわれわれが使用していた重要な倫理論の原理に従っているかどうかという評価は，他の行為との比較の結果に基づいている。それぞれの原理が他の競合する原理よりも優れている限りは，これらはとても考慮されていることになる。各々の原理に対する個人への配慮がなされたあとにのみ優先することができる。

1　善　行

　ECTは精神疾患を厳密に限定すれば，効果がある治療法で，最も効果の高い治療法でもある。死亡率の高い精神疾患，特に自殺企図によるものに対してECTは生命を助けることになる。ECTをしなければ生命に危機を与える。自殺企図は精神疾患の最初のサインであり，既遂は最初で最後のサインとなるであろう。重症うつ病，特に精神病性のものは，ECTの適応である。精神病性うつ病はしばしば妄想を伴う。それは，理由のない能力低下，自責的自己否定，罪業感，身体的衰弱あるいは経済的破産という考えである。死への考えや自殺念慮は予測困難で致命的な行動を引き起こす。抗うつ薬や精神療法は一般的な治療法である。しかし，これらが無効もしくは効果が不十

分なときは，より効果的な治療法を考慮しなくてはならない。（患者の）苦痛を減らすためにできることは，ECTを早期に勧めることであり，精神病性あるいは自殺の危険性の高いうつ病ではむしろ優先する治療法である。ECTは重症な躁病，致死性緊張病と悪性症候群，急性のせん妄，統合失調感情障害，循環精神病，産褥期精神病などへも効果がある。他にもパーキンソン病などの神経疾患に対しても，ECTは一般的な治療が無効であったときにも効果が期待できる。これらは重症うつ病のときよりも適応の度合いが低いが，ECTのメリットをその経過と効果に対する明確な結果より考慮すべきである。

2 無害性

すべての医学的治療法は未知の危険性を伴った原始的な方法から始まった。経験をもとに治療法はより洗練され，危険性がより低くなった。最新の方法は多くの利益が，より少ない副作用と危険性のみで得ることができるようになった。ECTはこのような歴史を持ち，最新の方法であるという判断をされ，これまでの経緯で示された限界や悪影響に対する責任を負うことはなかった。

ECTは多くの人の確信をよそに，穏やかな治療法である。時折，身体的に衰弱している患者や身体的疾患の患者にも使われるが，死亡率は小外科手術よりも低い。ECTに先立って専門家へのコンサルによる徹底的な身体的診察が行われる。麻酔科医も治療に参加している。最近の手技では最大限の利益があり，治療での身体的な危険性が減っている。

脳の構造的・機能的な研究で副作用は示されておらず，脳への障害に関する初期の思い違いについての修正が議論されている。脳細胞の減少はなく，最近の動物実験や臨床的観察では，けいれんにより新しい神経細胞網を構築したり，重症の精神疾患により生じている障害を和らげたりすることを示している。効果は量依存性であり，すなわち治療回数により効果が増大する。

われわれはECTには副作用がないと主張できることを望んできたが，記憶障害については一般的である。しかし，これらが重症化することはまれであり，さらに持続することもまれである。ECTを施行しなかった精神疾患を持つ患者でも記憶障害を訴えることから，そのすべての責任をECTに帰

することはできない。

　ECTによる改善ないし回復とは，学習能力，それに平行した注意力，集中力，意欲の増大と関連している。これと同時に記憶は障害され，普段よりも記憶保持が短くなる。患者の主観として，保持がしにくくなったと感じるよりも，正確な学習ができるようになったと感じるため，記憶が改善したという体験をする。記憶が障害されている期間は，1週間以内から数カ月に及ぶこともある。けいれんを減らす改良により，その期間を最小限にすることは可能である。

　長期間ないしは永続的な記憶障害を訴える患者では客観的には障害があったりなかったりである。主観的な記憶障害の感覚はうつ病の持続，高齢化，痴呆，うつ病の前駆症状によるもので，治療とは無関係である。多くの人にとって一過性の記憶障害は，彼らの精神症状からの解放と比べると取るに足らないことである。

　これらのECT研究のデータが存在しても，生活に支障が来す重症な記憶障害の危険があるという考えは広く認められる。ECT使用に関する厳格な制限は法的に成文化されており，このため精神科医の訓練や臨床医のガイドラインの利用を困難にさせている。ECTを評価する国の委員会が偏見を増強させている。

3　自律性の尊重

　ECTは他の治療と同様に，治療の1つとして考慮するに値する。精神疾患への薬物療法を含め，すべての医療行為には患者の同意が必要である。ECTは，いまだその適切な治療方法としての使用を抑えられ，避けようとする特殊な規制が重荷となってしまっている。地域社会および精神科における姿勢によって，患者はECTを勧められたり，引き止められたりしている。患者は，ECTの利益と不利益そして他の治療法に関して理解し，決めることができるようになるまで，十分な情報と説明を必要としている。

　判断力のある患者には，彼らの決定が尊重される権利を有している一方で，不合理な決定を下した判断力に乏しい患者や判断力のある患者にも最大限の治療を受ける権利がある。時折，倫理原則である善行と自律性の尊重との間で葛藤を生じることがあるかもしれないが，選択を行わなければならない。

効果的治療で得られる可能性のある利益性に着目すれば，治療をしないことで病気による長期の障害を受けたり早すぎる死を迎えてしまったりするよりは善行のほうが優先される。あまり重症でない症例では，患者の拒否は尊重され，代替治療を求められる。われわれは弱いパターナリズムに同意する。それは患者が決められないときに，良き両親のように行動する医療者のことである。

われわれは強要することは支持しない。われわれは繰り返し話し合うこと，親切に質問に答えることにより，たとえ精神病状態にあっても，多くの患者がECTに同意することを知っている。しかし彼らがもし同意せず生命の危険性が高いときは，強要も正当化される。実際，強要はまれにそしてほとんどの場合，最初のいくつかの治療法を行うときに必要となる。回復した患者はしばしば治療の継続を同意することができる。患者が回復したときには，彼らの多くがパターナリズム的行為をした精神科医に感謝するかもしれない。パターナリズムは，患者の自律性や誠実さに対し無関心で尊重しない権威主義とは違う。

4 正　　義

ECTへのアクセス方法は，精神障害者すべてに同じものではない。この不公平の根底には知識不足，一般人・専門家による偏見，政治的・法的そして行政による妨害，精神疾患および身体疾患への（医療）保険適応の欠如などが含まれている。ECT利用の不公平性と制限された知識は，国内でも国家間においても特徴的なものである。心筋梗塞や外科的処置が必要な状態や感染症など他の身体疾患の急性期治療において，ECTと同じく不公平なことが受け入れられているものはない。

州の条例が効果的な治療を遅延させ妨げている。患者の心理的・社会的・経済的健康への悪影響は，患者の権利を守ることへの規定と法律によってもたらされた。皮肉にも患者は彼らの権利を考慮したばかりに（かえって）困難に立たされている。古い映画の題名に言い換えると，「患者は権利を持ったまま死んでいく」である。実際の困難もまた，治療者やスタッフ，他の患者によって引き起こされる。

正義の原理は，多くは尊重されていない。

5 どのような立場をとるか

　無作為試験から得られたエビデンスと大規模な70年以上にわたる臨床経験をもとに，けいれん療法（ECT）は，特定の精神疾患にとって現在では最も効果的な治療法になった。効果を考えれば，一過性の記憶障害は中等度の代償である。ECTにおける効果対危険率は，かなり良いものである。

　患者の自律性を尊重することは，ECTでは原則である。重症な精神病状態により決定能力および責任能力が限定され，ゆがめられているときに限り，善行の原則が自律性の尊重よりも優先される。

　多くの症例では，ECT施行において善行，無害性，自律性の尊重の原則に基づき同意が得られている。残念なことに正義の原則は満足のいくものではない。民主主義国家では，このことは尊厳と権利において平等であるとする憲法および国連人権宣言への違反行為を意味している。

　われわれはECTがそのうちに効果的で害（副作用）が少なく簡単な治療法に取って代わられることを期待しているが，現在利用できる効果的で安全な治療法はECTである。精神科医療において緊急の目標は，ECTの施行とそれに伴う妨害を排除することであり，そのためにECTが他の治療法よりも優れているというエビデンスが必要である。

文　献

1) Abrams, R. (Ed.). (1989). ECT in the high-risk patient. *Convulsive Therapy, 6*, 1-122.
2) Abrams, R. (2000). Electroconvulsive therapy requires higher dosage levels. Food and Drug Administration action is required. *Archives of General Psychiatry, 57*, 445-446.
3) Abrams, R. (2002a). *Electroconvulsive Therapy* (4th ed.). New York: Oxford University Press.
4) Abrams, R. (2002b). Stimulus titration and ECT dosing. *The Journal of ECT, 18 (1)*, 3-9.
5) Abrams, R., & Essman, W. B. (Eds.). (1982). *Electroconvulsive therapy. Biological foundations and clinical applications*. New York: Spectrum.
6) Abrams, R., & Fink, M. (1972). Clinical experience with multiple electroconvulsive treatments. *Comprehensive Psychiatry, 13*, 115-121.
7) Abrams, R., Fink, M., Dornbush, R. L., Feldstein, S., Volavka, J., & Roubicek, J. (1972). Unilateral and bilateral ECT, effects on depression, memory, and electroencephalogram. *Archives of General Psychiatry, 27*, 88-91.
8) Agence d'Evaluation des Technologies et des Modes d'Intervention en Santé (AETMIS). (2002). The use of electroconvulsive Therapy in Québec. Report prepared by Reiner Banken. Montreal: AETMIS, xvii-96. www.aetmis.gouv.qc.ca.
9) Als-Nielsen, B., Chen, W., Gluud, C., & Kjaergard, L. L. (2003). Association of funding and conclusions in randomized drug trials: a reflection of treatment effect or adverse events? *Journal of the American Medical Association, 290*, 921-928.
10) American Psychiatric Association. (1978). *Electroconvulsive therapy*. Task force report #14. Washington, DC: American Psychiatric Association.
11) American Psychiatric Association. (1990). *The practice of electroconvulsive therapy. Recommendations for treatment, training and privileging*. Washington, DC: APA Press.
12) American Psychiatric Association. (1993). Practice guidelines for major depressive disorder in adults. *American Journal of Psychiatry, 150*, (Suppl.).
13) American Psychiatric Association. (1994). *Diagnostic and statistical manual of mental disorders, fourth ed.*

14) American Psychiatric Association. (2000). Practice guideline for the treatment of patients with major depressive disorder (Rev. ed.). *American Journal of Psychiatry*, 157, (4 Suppl.), 1–26.
15) American Psychiatric Association. (2001). *The practice of electroconvulsive therapy. Recommendations for treatment, training, and privileging* (2nd ed.). Washington, D.C.: APA Press.
16) American Psychiatric Association. (2003). A vision for the mental health system from http://www.psych.org/news_room/press_releases/visionreport040303.pdf
17) Andersen, K., Balldin, J., Gottfries, C-. G., Granerus, A. K., Modigh, K., Svennerholm, L., & Wallin, A. (1987). A double-blind evaluation of electroconvulsive therapy in Parkinson's disease with "on-off" phenomena. *Acta Neurologica Scandinavica*, 76, 191–199.
18) Andrade, C., Shah, N., & Tharyan, P. (2003). The dilemma of unmodified ECT. *Journal of Clinical Psychiatry*, 64: 1147–1152.
19) Andersson, J. E., & Bolwig, T. G. (2002). Electroconvulsive therapy in Denmark 1999. A nation-wide questionnaire study [Danish]. *Ugeskrift for Laeger*, 164, 3449–3452.
20) Anonymous. (1984). How I owe my life to ECT—By a practicing psychiatrist. *The American Journal of Social Psychiatry*, 4, 16–17.
21) A practicing psychiatrist. (1965). The experience of electro-convulsive therapy. *The British Journal of Psychiatry*, 111, 365–367.
22) Arnold, O. H., & Stepan, H. (1952). Untersuchungen zur Frage der akuten tödlichen Katatonie. *Wiener Zschr Nervenheilkunde Grenzgebiete*, 4, 235–258.
23) Avery, D., & Lubrano, A. (1979). DeCarolis study reconsidered. *The American Journal of Psychiatry*, 136, 559–562.
24) Avery, D., & Winoker, G. (1976). Mortality in depressed patients treated with electroconvulsive therapy and antidepressants. *Archives of General Psychiatry*, 33, 1029-1037.
25) Avery, D., & Winokur, G. (1978). Suicide, attempted suicide, and relapse rates in depression. *Archives of General Psychiatry*, 35, 749-753.
26) Bach-Y-Rita, G., & De Ranieri, A. (1992). Medicolegal complications of postpartum catatonia. *Western Journal of Medicine*, 156, 417–419.
27) Basaglia, F. (1968). *Istituzione negata*. Torino: Einaudi.
28) Basaglia, F., Lovell, A. & Scheper-Hughes, L. (1987). *Psychiatry inside-out. Selected writings of Franco Basaglia*. New York: Columbia University Press.
29) Beauchamp, T. L., & Childress, J. F. (2001). *Principles of biomedical ethics* (5th ed.). Oxford: Oxford University Press.
30) Beauchamp, T. L., & Walters, L. R. (Eds.). (1989). *Contemporary issues in bioethics* (3rd ed.). Belmont, CA: Wadsworth Publishing Company.
31) Bebchuk, J. M., Barnhill, J. & Dawkins, K. (1996). ECT and mental retardation. *American Journal of Psychiatry*, 153, 1231.
32) Beckmann, H., & Franzek, E. (2000). The genetic heterogeneity of "schizophrenia." *The World Journal of Biological Psychiatry*, 1, 35–41.
33) Benadhira, R., & Teles, A. (2001). Current status of electroconvulsive therapy in adult psychiatric care in France [French]. *Encephale*, 27, 129–136.

34) Beresford, H. R. (1971). Legal issues relating to electroconvulsive therapy. *Archives of General Psychiatry, 25*, 100–102
35) Berger. L., & Vuckovic, A. (1994). *Under observation. Life inside a psychiatric hospital*. New York: Ticknor & Fields. 79–130.
36) Bergsholm, P., Larsen, J. L., Rosendaahl, K., & Holsten, F. (1989). Electroconvulsive therapy and cerebral computed tomography. *Acta Neurologica Scandinavica, 80*, 566–572.
37) Berrios, G., & Porter, R. (1995). *A history of clinical psychiatry: The origin and history of psychiatric disorders*. London: Athlone Press.
38) Birkenhäger, T. K., Pluijms, E. M., & Lucius, S. A. P. (2003). ECT response in delusional versus nondelusional depressed inpatients. *Journal of Affective Disorders, 74*, 191–195.
39) Blachly, P., & Gowing, D. (1966). Multiple monitored electroconvulsive treatment. *Comprehensive Psychiatry, 7*, 100–109.
40) Blomquist, C. (1977). From the Oath of Hippocrates to the Declaration of Hawaii. Introductory essay to a draft of an international code of ethics for psychiatrists prepared for the World Psychiatric Association and the CIBA Foundation meeting on the ethical aspects of psychiatry, London, June 1976. *Ethics in Science & Medicine, 4*, 139–149.
41) Bolwig, T. G., Hertz, M. M., & Vestergaard, E. (1977). Acute hypertension causing blood-brain barrier break-down during epileptic seizures. *Acta Neurologica Scandinavica, 56*, 335–342.
42) Bond, E. D. (1954a). Results of treatment in psychoses—with a control series. II. Involutional psychotic reaction. *American Journal of Psychiatry, 110*, 881–883.
43) Bond, E. D., & Morris, H. H. (1954b). Results of treatment in psychoses. III. Manic-depressive reactions. *American Journal of Psychiatry, 110*, 883–885.
44) Bond, T. C. (1980). Recognition of acute delirious mania. *Archives of General Psychiatry, 37*, 553–554.
45) Bonds, C., Frye, M. A., Coudreau, M. F., Cunningham, M., Spearing, M., McGuire, M., & Guze, B. (1998). Cost reduction with maintenance ECT in refractory bipolar disorder. *Journal of ECT, 14*, 36–41.
46) Bostwick, J. M., & Chozinski, J. P. (2002). Temporal competency in catatonia. *The Journal of the American Academy of Psychiatry and the Law, 30*, 371–376.
47) Bostwick, J. M., & Pankratz, V. S. (2000). Affective disorders and suicide risk. A re-examination. *American Journal of Psychiatry, 157*, 1925–1932.
48) Brandon, S., Cowley, P., McDonald, C., Neville, P., Palmer, R., & Wellstood-Eason, S. (1984). Electroconvulsive therapy. Results in depressive illness from the Leicester trial. *British Medical Journal, 288*, 22–25.
49) Braslow, J. (1997). *Mental ills and bodily cures: Psychiatric treatment in the first half of the twentieth century*. Berkeley, CA: University California Press.
50) Breakey, W. R., & Dunn, G. (in press). Racial disparity in the use of ECT for affective disorders. *American Journal of Psychiatry*.
51) Breggin, P. R. (1979). *Electro-shock: Its brain-disabling effects*. New York: Springer Publishing Co.
52) Breggin, P. (1991). *Toxic psychiatry. Why therapy, empathy, and love must replace the drugs, electroshock, and biochemical theories of the "New Psychiatry."* New York: St. Martin's Press.

53) Bremner, J. D., Narayon, M., Anderson, E. R., Staib, L. H., Miller, H. L., & Charney, D. S. (2000). Hippocampal volume reduction in major depression. *American Journal of Psychiatry, 157,* 115–118.
54) Briska, W. (1997). *The history of Elgin Mental Health Center. Evolution of a state hospital.* Carpentersville, IL: Crossroads Communications.
55) Brodersen, P., Paulson, O. B., & Bolwig, T. G. (1973). Cerebral hyperemia in electrically induced epileptic seizures. *Archives of Neurology, 28,* 334–338.
56) Brookes, G., Rigby, J., & Barnes, R. (2000). Implementing the Royal College of Psychiatrists' guidelines for the practice of electroconvulsive therapy. *Psychiatric Bulletin, 24,* 329–330.
57) Bush, G., Fink, M., Petrides, G., Dowling, F., & Frances, A. (1996a). Catatonia, I. Rating scale and standardized examination. *Acta Psychiatrica Scandinavica, 93,* 129–136.
58) Bush, G., Fink, M., Petrides, G., Dowling, F., & Frances, A. (1996b). Catatonia, II. Treatment with lorazepam and electroconvulsive therapy. *Acta Psychiatrica Scandinavica, 93,* 137–143.
59) Calev, A. (1994). Neuropsychology and ECT. Past and future research trends. *Psychopharmacology Review, 30,* 461–469.
60) Calev, A., Ben-Tzvi, E., Shapira, B., Drexler H., Carasso R., & Lerer B. (1989). Distinct memory impairments following electroconvulsive therapy and imipramine. *Psychological Medicine, 19,* 111–119.
61) Calev, A., Gaudino, E. A., Squires, N. K., Zervas, I. M., & Fink, M. (1995). ECT and non-memory cognition. A review. *British Journal of Clinical Psychology, 34,* 505–515.
62) Calev, A., Korin, Y., Shapira, B., Kugelmass, S., & Lerer, B. (1986). Verbal and nonverbal recall by depressed and euthymic affective patients. *Psychological Medicine, 16,* 789–794.
63) Calev, A., Nigal, D., Shapira, B., Tubi, N., Chazan, S., Ben-Yehuda, Y., Kugelmass, S., & Lerer, B. (1991). Early and long-term effects of electroconvulsive therapy and depression on memory and other cognitive functions. *The Journal of Nervous and Mental Disease, 179,* 526–533.
64) Capron, A. M. (1999). Ethical and human-rights issues in research on mental disorders that may affect decision-making capacity. *New England Journal of Medicine, 340,* 1430–1434.
65) Carney, S., & Geddes, J. (2003). Electroconvulsive therapy: Recent recommendations are likely to improve standards and uniformity of use [editorial]. *British Medical Journal, 326,* 1343–1344.
66) Carney, M. W. P., Roth, M., & Garside, R. F. (1965). The diagnosis of depressive syndromes and the prediction of ECT response. *British Journal of Psychiatry, 111,* 659–674.
67) Castillo, E., Rubin, R. T., & Holsboer-Trachsler, E. (1989). Clinical differentiation between lethal catatonia and neuroleptic malignant syndrome. *American Journal of Psychiatry, 146,* 324–328.
68) Chanpattana, W., Chakrabhand, S., Kongsakon, R., Techakasem, P., & Buppanharun, W. (1999). The short-term effect of combined ECT and neuroleptic therapy in therapy-resistant schizophrenia. *The Journal of ECT, 15,* 129–139.
69) Charney, D. (1999). The National Bioethics Advisory Commission report: The response of the psychiatric research community is critical to restoring public trust. *Archives of General Psychiatry, 56,* 699–700.

70) Childress, J. F., & Shapiro, H. T. (1999). Almost persuaded. Reactions to Oldham et al. *Archives of General Psychiatry, 56,* 697–698.
71) Christian, C. (2002a, March 6). Yates was in 'severe' state of psychosis. *Houston Chronicle.*
72) Christian, C. (2002b, March 8). Key to Yates' defense disputed. *Houston Chronicle.*
73) Christian, C. (2002c, March 8). Expert witness can't say whether Yates was legally insane. *Houston Chronicle.*
74) Chung, K-.F., Cheung, H. K. (2003). Electroconvulsive therapy in Hong Kong. *Psychiatric Bulletin, 27,* 102–104.
75) Church of Scientology. (1998). *What is Scientology?* Los Angeles: Bridge Publications.
76) Coffey, C. E., Weiner, R. D., Djang, W. T., Figiel, G. S, Soady, S. A. R., Patterson, L. J., Holt, P. D., Spritzer, C. E., & Wilkinson, W. E. (1991). Brain anatomic effects of electroconvulsive therapy: A prospective magnetic resonance imaging study. *Archives of General Psychiatry, 48,* 1013–1021.
77) Cohen, D., Flament, M., Taieb, O., Thompson, C., & Basquin, M. (2000a). Electroconvulsive therapy in adolescence. *European Child & Adolescent Psychiatry, 9,* 1–6.
78) Cohen, D., Flament, M., Dubos, P. F., & Basquin, M. (1999). Case series, catatonic syndrome in young people. *Journal of the American Academy of Child and Adolescent Psychiatry, 38,* 1040–1046.
79) Cohen, D., Taieb, O., Flament, M., Benoit, N., Chevret, S., Corcos, M., Fossati, P., Jeannet, P., Allilaire, J. F., & Basquin, M. (2000b). Absence of cognitive impairment at long-term follow-up in adolescents treated with ECT for severe mood disorder. *American Journal of Psychiatry, 157,* 460–462.
80) Cole, C., & Tobiansky, R. (2003). Electronconvulsive therapy. NICE guidance may deny patients' treatment that they may benefit from. *British Medical Journal, 327,* 621.
81) Consensus Conference. (1985). Electronconvulsive therapy. *Journal of the American Medical Assocation, 254,* 103–108.
82) Coryell, W., & Winokur G. (1992). Course and outcome. In E. S. Paykel (Ed.). *Handbook of Affective Disorders* (2nd ed., pp. 89–108). Edinburgh U.K.: Churchill Livingstone.
83) Crismon, M. L., Trivedi, M. H., Pigott, T. A., Rush, A. J., Hirschfeld, R. M. A., Kahn, D. A., DeBattista, C., Nelson, J. C., Nierenberg, A. A., Sackeim, H. A., & Thase, M. E. (1999). The Texas medication algorithm project. Report of the Texas consensus conference panel on medication treatment of major depressive disorder. *The Journal of Clinical Psychiatry, 60,* 142–156.
84) Cronholm, B., & Ottosson, J.-O. (1961). Memory functions in endogenous depression. Before and after electroconvulsive therapy. *Archives of General Psychiatry 5,* 193–199.
85) Cronholm, B., & Ottosson, J.-O. (1963). The experience of memory function after electroconvulsive therapy. *The British Journal of Psychiatry, 109,* 251–258.
86) Culver, C. M., Ferrell, R. B., & Green, R. M. (1980). ECT and special problems of informed consent. *The American Journal of Psychiatry, 137,* 586–591.
87) Dam, A. M., & Dam, M. (1986). Quantitative neuropathology in electrically induced general convulsions. *Convulsive Therapy, 2,* 77–89.

88) DeCarolis, V., Gilbert, F., Roccatagliata, G., et al. (1964). Imipramina ed elettroshock nella terapia delle depressioni, analysi clinico-statistica dei resultati in 437 casi. *Sistema Nervoso, 1,* 29–42.
89) D'Elia, G., & Raotma, H. (1975). Is unilateral ECT less effective than bilateral ECT? *The British Journal of Psychiatry, 126,* 83–89.
90) D'Elia, G., & Raotma, H. (1977). Memory impairment after convulsive therapy: Influence of age and number of treatments. *Archiv fur Psychiatrie und Nervenkrankheiten, 223,* 219–226.
91) Deutsch, A. (1937/1946). *The mentally ill in America. A history of their care and treatment from colonial times.* New York: Columbia University Press.
92) Devanand, D. P., Verma, A. K., Tirumalasetti, F., & Sackeim, H. A. (1991). Absence of cognitive impairment after more than 100 lifetime ECT treatments. *The American Journal of Psychiatry, 148,* 929–932.
93) Dewald, P. A., & Clark, R. W. (2001). *Ethics case book of the American Psychoanalytic Association.* New York: The American Psychoanalytic Association.
94) DiMascio, A., & Shader, R. I. (1972). *Butyrophenones in psychiatry.* New York: Raven Press.
95) Donahue, A. B. (2000). Electroconvulsive therapy and memory loss: A personal journey. *The Journal of ECT, 16,* 133–143.
96) Douyon, R., Serby, M., Klutchko, B., & Rotrosen, J. (1989). ECT and Parkinson's disease revisited, a "naturalistic" study. *The American Journal of Psychiatry, 146,* 1451–1455.
97) Duffett, R., & Lelliott, P. (1998). Auditing electroconvulsive therapy: The third cycle. *The British Journal of Psychiatry, 172,* 401–405.
98) Editor. (1981). ECT in Britain: A shameful state of affairs. *The Lancet, 1,* 1207–1208.
99) Editor. (1983). Impaired autonomy and rejection of treatment. *Journal of Medical Ethics, 9,* 131–132.
100) Eissler, K. R. (1986). *Freud as a expert witness: The discussion of war neurosis between Freud and Wagner-Boston.* International Universities Press.
101) Ende, G., Braus, D. F., Walter, S., Weber-Fahr, W., & Henn, F. A. (2000). The hippocampus in patients treated with electroconvulsive therapy, a proton magnetic resonance spectroscopic imaging study. *Archives of General Psychiatry, 57,* 937–943.
102) Endler, N. S. (1982). *Holiday of darkness: A psychologist's personal journey out of his depression.* New York: John Wiley & Sons.
103) Endler, N. S., & Persad, E. (1988). *Electroconvulsive therapy, the myths and the realities.* Toronto, Canada: Hans Huber Publishers.
104) Eranti, S. V., & McLoughlin, D. M. (2003). Electroconvulsive therapy—State of the art. *The British Journal of Psychiatry, 182,* 8–9.
105) Eriksson K. I., & Westrin C. G. (1995). Coercive measures in psychiatric care: Reports and reactions of patients and other people involved. *Acta Psychiatrica Scandinavica, 92,* 225–230.
106) Evans, J. P. M., Graham-Smith, D. G., Green, A. R., & Tordhoff, A. F. C. (1976). Electroconvulsive shock increases the behavioural responses of rats to brain 5-hydroxytryptamine accumulation and central nervous system stimulant drugs. *British Journal of Pharmacology, 6,* 193–199.
107) Evans, R., Naik, P. C., & Alikhan, S. (2003). Conflicting advice confuses prescribers. *British Medical Journal, 327,* 621.

108) Exner, J. E., Jr., & Murillo, L. G. (1973). Effectiveness of regressive ECT with process schizophrenia. *Diseases of the Nervous System, 34,* 44-48.
109) Fairweather, D. B., Ashford, J., & Hindmarch, I. (1996). Effects of fluvoxamine and dothiepin on psychomotor abilities in healthy volunteers. *Pharmacology, Biochemistry, and Behavior, 53,* 265-269.
110) Fink, M. (1966). Cholinergic aspects of convulsive therapy. *The Journal of Nervous and Mental Disease, 142,* 475-484.
111) Fink, M. (1979). *Convulsive therapy, theory and practice.* New York: Raven Press.
112) Fink, M. (1990). How does convulsive therapy work? *Neuropsychopharmacology, 3,* 73-82.
113) Fink, M. (1991). Impact of the anti-psychiatry movement on the revival of ECT in the U.S. *The Psychiatric Clinics of North America, 14,* 793-801.
114) Fink, M. (1993). History of electroconvulsive therapy in the United States in the last decades. *Nervenarzt, 64,* 689-695.
115) Fink, M. (1996). Neuroleptic malignant syndrome and catatonia. One entity or two? *Biological Psychiatry, 39,* 1-4.
116) Fink, M. (1997). Prejudice against electroshock. Competition with psychological philosophies as a contribution to stigma. *Convulsive Therapy, 13,* 253-265.
117) Fink, M. (1998). ECT and clozapine in schizophrenia. *The Journal of ECT, 14,* 223-226.
118) Fink, M. (1999a). *Electroshock, Restoring the Mind.* New York, Oxford University Press. Reissued in paperback *Electroshock, Healing Mental Illness,* 2002.
119) Fink, M. (1999b). Delirious mania. *Bipolar Disorders, 1,* 54-60.
120) Fink, M. (2000). Electroshock revisited. *American Scientist, 88 (2),* 162-167.
121) Fink, M. (2002). Move on! Commentary on R. Abrams, stimulus titration and ECT dosing. *The Journal of ECT, 18,* 11-12.
122) Fink, M. (2003). A beautiful mind and insulin coma: Social constraints on psychiatric diagnosis and treatment. *Harvard Review of Psychiatry, 11,* 1-7.
123) Fink, M., Abrams, R., Bailine, S., & Jaffe, R. (1996). Ambulatory electroconvulsive therapy: Task force report of the Association for Convulsive Therapy. *Convulsive Therapy, 12,* 42-55.
124) Fink, M., Bailine, S., & Petrides, G. (2001). Electrode placement and electroconvulsive therapy, a search for the chimera. *Archives of General Psychiatry, 58,* 607-608.
125) Fink, M., & Kahn, R. L. (1957). Relation of EEG delta activity to behavioral response in electroshock. Quantitative serial studies. *Archives of Neurology and Psychiatry 1957, 78,* 516-525.
126) Fink, M., & Klein, D. F. (1995). An ethical dilemma in child psychiatry. *Psychiatric Bulletin, 19,* 650-651.
127) Fink M., & Ottosson J.-O. (1980). A theory of convulsive therapy in endogenous depression. Significance of hypothalamic functions. *Psychiatry Research, 2,* 49-61.
128) Fink, M., & Sackeim, H. A. (1996). Convulsive therapy in schizophrenia. *Schizophrenia Bulletin, 22(1),* 27-39.
129) Fink, M., & Taylor, M. A. (2003) *Catatonia: A clinician's guide to diagnosis and treatment.* Cambridge UK: Cambridge University Press.
130) Fishbein, I. L. (1949). Involutional melancholia and convulsive therapy. *The American Journal of Psychiatry, 106,* 128-135.

131) Fochtmann, L. K. J. (1994). Animal studies of electroconvulsive therapy. Foundations for future research. *Psychopharmacology Bulletin, 30,* 321–444.
132) Folkerts, H. (1996). The ictal encephalogram as a marker for the efficacy of electroconvulsive therapy. *European Archives of Psychiatry and Clinical Neuroscience, 246,* 155–164.
133) Foucault, M. (1965). *Madness and civilization. A history of insanity in the age of reason.* New York: Pantheon Books.
134) Frame, J. (1984). *An angel at my table: Autobiography 2.* London: Falmingo (Harper Collins).
135) Frank, L. R. (1978). *The history of shock treatment.* San Francisco: Leonard Frank.
136) Frankel, F. H. (1977). Current perspectives on ECT, A discussion. *The American Journal of Psychiatry, 134,* 1014–1119.
137) Frankenburg, F. R., Suppes, T., & McLean, P. E. (1993). Combined clozapine and electroconvulsive therapy. *Convulsive Therapy, 9,* 176–80.
138) Fraser, M. (1982). *ECT: A clinical guide.* New York: John Wiley & Sons.
139) Freeman, C. P. L., Basson, J. V., & Crighton, A. (1978). Double-blind controlled trial of electroconvulsive therapy (E.C.T) and simulated E.C.T in depressive illness. *Lancet, 1,* 738–740.
140) Freeman, C. P. L., Hendry, J., & Fergusson, G. (2000). National audit of electroconvulsive therapy (ECT) in Scotland. www.sean.org.uk/report/report00.htm.
141) Freeman, H. (1986). *Judge, jury and executioner.* Urbana, IL: Talking Leaves Publishing Co.
142) Freeman, W., Watts, J. W., & Hunt, T. (1942). *Psychosurgery: Intelligence, emotion and social behavior following prefrontal lobotomy for mental disorders.* Springfield IL: Charles C. Thomas.
143) Fricchione, G. L., Kaufman, L. D., Gruber, B. L., & Fink, M. (1990). Electroconvulsive therapy and cyclophosphamide in combination for severe neuropsychiatric lupus with catatonia. *The American Journal of Medicine, 88,* 443–444.
144) Friedberg, J. (1976). *Shock treatment is not good for your brain.* San Francisco, CA: Glide Publications.
145) Friedberg, J. (1977). Shock treatment, brain damage, and memory loss. A neurological perspective. *The American Journal of Psychiatry, 134,* 1010–1014.
146) Friedel, R. O. (1986). The combined use of neuroleptics and ECT in drug resistant schizophrenic patients. *Psychopharmacology Bulletin, 22,* 928–930.
147) Friedlander, R. I., & Solomon, K. (2002). ECT: Use in individuals with mental retardation. *Journal of ECT, 18,* 38–42.
148) Gabbard, K., & Gabbard, G. O. (1999). *Psychiatry and the cinema.* Chicago: University of Chicago Press.
149) Gagne, G. G., Furman, M. J., Carpenter, L. L., & Price, L. H. (2000). Efficacy of continuation ECT and antidepressant drugs compared to long-term antidepressants alone in depressed patients. *The American Journal of Psychiatry, 157,* 1960–1965.
150) Gangadhar, B. N., Kapur, R. L., & Kalyanasundaram, S. (1982). Comparison of electroconvulsive therapy with imipramine in endogenous depression, a double blind study. *The British Journal of Psychiatry, 141,* 367–371.

文　献　141

151) George, M. S., & Belmaker R. H. (2000). *Transcranial magnetic stimulation in neuropsychiatry*. Washington DC: American Psychiatric Press.
152) Glassman, A. H., Kantor, S. J., & Shostak, M. (1975). Depression, delusions, and drug response. *The American Journal of Psychiatry, 132,* 716–719.
153) Glen, T., & Scott, A. I. F. (2000). Variation in rates of electroconvulsive therapy use among consultant treatment teams in Edinburgh (1993–1996). *Journal of Affective Disorders, 58,* 75–78.
154) Gotkin, J., & Gotkin, P. (1975). *Too much anger, too many tears*. New York: Quadrangle Books.
155) Graham, P. J., & Foreman, D. M. (1995). An ethical dilemma in child and adolescent psychiatry. *Psychiatric Bulletin, 19,* 84–86.
156) Grahame-Smith, D. G., Green, A. R., & Costain, D. W. (1978). Mechanism of antidepressant action of electroconvulsive therapy. *Lancet, 1,* 254–257.
157) Gray, E. G., (1983). Severe depression, a patient's thoughts. *The British Journal of Psychiatry, 143,* 319–322.
158) Greenberg, L. B., Gage, J., Vitkun, S., & Fink, M. (1987). Isoflurane anesthesia therapy: A replacement for ECT in depressive disorders? *Convulsive Therapy, 3,* 269–277.
159) Greenblatt, M., Grosser, G. H., & Wechsler, H. (1964). Differential response of hospitalized depressed patients to somatic therapy. *The American Journal of Psychiatry, 120,* 935–943.
160) Gregory, S., Shawcross, C. R., & Gill, D. (1985). The Nottingham ECT study: A double-blind comparison of bilateral, unilateral and simulated ECT in depressive illness. *The British Journal of Psychiatry, 146,* 520–524.
161) Grisso, T., & Appelbaum, P. (1998). *MacArthur competence assessment tool for treatment (MacCAT-T)*. Sarasota, FL: Professional Resource Press.
162) Grob, G. N. (1994). *The mad among us: A history of the care of America's mentally ill*. New York: The Free Press.
163) Group for the Advancement of Psychiatry. (1947, September 15), *Shock therapy* [letter, see Fink (1979), p. 14].
164) Grunhaus, L. J., Barroso, L. W. (1989). *Electroconvulsive therapy, the treatment, the questions, the answers*. Lake Oswego, OR: MECTA Corporation.
165) Grunhaus, L., Pande, A. C., & Haskett, R. F. (1990). Full and abbreviated courses of maintenance electroconvulsive therapy. *Convulsive Therapy, 6,* 130–138.
166) Gujavarty, K., Greenberg, L., & Fink, M. (1987). Electroconvulsive therapy and neuroleptic medication in therapy-resistant positive symptom psychosis. *Convulsive Therapy, 3,* 185–195.
167) Guze, S. B. (1967). The occurrence of psychiatric illness in systemic lupus erythematosus. *The American Journal of Psychiatry, 123,* 1562–1570.
168) Hale, N. G. (1995). *The rise and crisis of psychoanalysis in the United States: Freud and the Americans, 1917–1985*. New York: Oxford University Press.
169) Harmer, C. J., Bhagwagar, Z., Cowen, P. J., & Goodwin, G. M. (2002). Acute administration of citalopram facilitates memory consolidation in healthy volunteers. *Psychopharmacology, 163,* 106–110.
170) Hartelius, H. (1952). Cerebral changes following electrically induced convulsions: An experimental study on cats. *Acta Psychiatrica et Neurologica Scandinavica* (Suppl. 77), 1–128.
171) Healy, D. (1997). *The anti-depressant era*. Cambridge, MA: Harvard University Press.

172) Healy, D. (2002). *The creation of psychopharmacology*. Cambridge, MA: Harvard University Press.
173) Healy, D. (2003). *Let them eat Prozac*. Toronto, Canada: James Lorimer Press.
174) Healy, D, & Thase, M. E. (2003). Is academic psychiatry for sale? *The British Journal of Psychiatry, 182*, 388–390.
175) Helmchen, H., & Okasha, A. (2000). From the Hawaii declaration to the Declaration of Madrid. *Acta Psychiatrica Scandinavica* (Suppl. 399), 20–23.
176) Hermann, R. C., Dorwart, R. A., Hoover, C. W., & Brody, J. (1995). Variation in ECT use in the United States. *The American Journal of Psychiatry, 152*, 869–875.
177) Hermann, R. C., Ettner, S. L., Dorwart, R. A., Hoover, C. W., & Yeung, E. (1998). Characteristics of psychiatrists who perform ECT. *The American Journal of Psychiatry, 155*, 889–894.
178) Hermann, R. C., Ettner, S. L., Dorwart, R. A., Langman-Dorwart, N., & Kleinman, S. (1999). Diagnoses of patients treated with ECT, a comparison of evidence-based standards with reported use. *Psychiatric Services, 1999*, 1059–1065.
179) Hordern, A., Holt, N. F., Burt, C. G., & Gordon, W. F. (1963). Amitriptyline in depressive states, phenomenology and prognostic considerations. *The British Journal of Psychiatry, 109*, 815–825.
180) Hubbard, R. (1951). *Dianetics: The original thesis*. Wichita, KS: Wichita Publishing Co.
181) Hubbard, R. (1951). *Science of survival: Prediction of human behaviour*. Sussex, UK: Publications Organization World Wide.
182) Hunter, R., & Macalpine, I. (1982). *Three hundred years of psychiatry 1535–1860*. Hartsdale, NY: Carlyle Publishing.
183) Hurford, W. E. (1999). Sedation in the intensive care unit. *International Anesthesiology Clinics, 37*, 113–122.
184) Huston, P. E., & Locher, L. M. (1948a). Involutional psychosis: Course when untreated and when treated with electric shock. *Archives of Neurology and Psychiatry, 59*, 385–394.
185) Huston, P.E., & Locher, L.M. (1948b). Manic-depressive psychosis. Course when untreated and when treated with electric shock. *Archives of Neurology and Psychiatry, 60*, 37–48.
186) Imlah, N. W., Ryan, E., & Harrington, J. A. (1965). The influence of antidepressant drugs on the response to electroconvulsive therapy and on subsequent relapse rates. *Neuropsychopharmacology, 4*, 438–442.
187) Institute of Medicine, Committee on Quality of Health Care in America. (2001). *Crossing the quality chasm. A new health system for the 21st century*. Washington DC: National Academies Press.
188) Isaac, R. J., & Armat, V. C. (1990). *Madness in the streets: How psychiatry and the law abandoned the mentally ill*. New York: The Free Press.
189) Isaac, R. J., & Brakel, S. J. (1992). Subverting good intentions, a brief history of mental health law "reform." *Cornell Journal of Law and Public Policy, 2*, 89–119.
190) Isometsa, E. T., Henricksson, M. M., Heikkinen, M. E., & Lonnqvist, J. K. (1996). Completed suicide and recent electroconvulsive therapy in Finland. *Convulsive Therapy, 12*, 152–155.
191) Jacobs, B. L., van Praag, H., & Gage, F. H. (2000). Adult brain neurogenesis and psychiatry. A novel theory of depression. *Molecular Psychiatry, 5*, 263–269.

192) Janicak, P. G., Davis, J. M., Gibbons, R. D., Ericksen, S., Chang, S., & Gallagher, P. (1985). Efficacy of ECT, a meta-analysis. *The American Journal of Psychiatry, 142*, 297–302.
193) Janis, I. L. (1950). Psychologic effects of electric convulsive treatments (changes in word association reactions). *The Journal of Nervous and Mental Disease, 111*, 469–489.
194) Johnson, A. B. (1990). *Out of bedlam. The truth about deinstitutionalization.* New York: Basic Books.
195) Johnson, S. Y. (1993). Regulatory pressures hamper the effectiveness of electroconvulsive therapy. *Law and Psychology Review, 17*, 155–170.
196) Johnstone, E. C., Deakin, J. F., Lawler, P., Frith, C. D., Stevens, M., McPherson, K., & Crow, T. J. (1980). The Northwick Park electroconvulsive therapy trial. *Lancet, 2*, 1317–1320.
197) Kalinowsky, L. B., & Hippius, H. (1969). *Pharmacological, convulsive and other somatic treatments in psychiatry.* New York: Grune & Stratton.
198) Kalinowsky, L. B., Hippius, H., & Klein, H. E. (1982). *Biological treatments in psychiatry.* New York: Grune & Stratton.
199) Kantor, S. J., & Glassman, A. H. (1977). Delusional depressions, natural history and response to treatment. *The British Journal of Psychiatry, 131*, 351–356.
200) Karliner, W., & Wehrheim, H. K. (1965). Maintenance convulsive treatments. *The American Journal of Psychiatry, 121*, 113–115.
201) Kellner, C. H. (2001). Towards a modal ECT treatment. *The Journal of ECT, 17*, 1–2.
202) Kellner, C. H., & Fink, M. (2002). The efficacy of ECT and "treatment resistance." *The Journal of ECT, 18*, 1–2.
203) Kellner, C. H., Fink, M., Knapp, R., Petrides, G., Husain, M., Rummans, T., Mueller, M., Bernstein, H., Rasmussen, K., O'Connor, K., Smith, G., Rush, A. J., Biggs, M., McClintock, S., Bailine, S., & Malur, C. (submitted). Suicide risk and ECT. *The American Journal of Psychiatry.*
204) Kesey, K. (1962). *One flew over the cuckoo's nest.* New York: Viking Press.
205) Khan, A., Khan, S., Kolts, R., & Brown, W. A. (2003). Suicide rates in clinical trials of SSRIs, other antidepressants, and placebo: Analysis of FDA reports. *The American Journal of Psychiatry, 160*, 790–792.
206) Kho, K. H., van Vreeswijk, M. F., Simpson, S., & Zwinderman, A. H. (2003). A meta-analysis of electroconvulsive therapy efficacy in depression. *The Journal of ECT, 19*, 139–147.
207) Kiloh, L. G. (1961). Pseudo-dementia. *Acta Psychiatrica Scandinavica, 37*, 336–351.
208) Kiloh, L. G., Smith, J. S., & Johnson, G. F. (1988). *Physical treatments in psychiatry.* Melbourne, Australia: Blackwell Scientific Publications.
209) King, P. D. (1958). Regressive EST, chlorpromazine, and group therapy in treatment of hospitalized chronic schizophrenics. *The American Journal of Psychiatry, 115*, 354–357.
210) Klapheke, M. M. (1991a). Clozapine, ECT, and schizoaffective disorder, bipolar type. *Convulsive Therapy, 7*, 36–39.
211) Klapheke, M. M. (1991b). Follow-up on clozapine and ECT. *Convulsive Therapy, 7*, 303–305.
212) Klapheke, M. M. (1993). Combining ECT and antipsychotic agents. Benefits and risks. *Convulsive Therapy, 9*, 241–255.

213) Klerman, G. L. (1990). The psychiatric patient's right to effective treatment. Implications of *Osheroff vs. Chestnut Lodge. The American Journal of Psychiatry,* 147, 409–418.
214) Kneeland, T. W., & Warren, C. A. B. (2002). *Pushbutton psychiatry: A history of electroshock in America.* Westport, CT & London: Praeger.
215) Kosel, M., & Schlaepfer, T. E. (2003). Beyond the treatment of epilepsy, new applications of vagus nerve stimulation in psychiatry. *CNS Spectrums,* 8, 515–521.
216) Koukopoulos, A. (1993). ECT. Why so little in Italy? *International Journal of Psychiatry and Behavioral Sciences,* 3, 79–81.
217) Kramer, B. A. (1985). Use of ECT in California, 1977–1983. *The American Journal of Psychiatry,* 142, 1190–1192.
218) Kramer, B. A. (1986). Maintenance ECT. A survey of practice. *Convulsive Therapy,* 3, 260–268.
219) Kramer, B. A. (1987). Electroconvulsive therapy use geriatric depression. *The Journal of Nervous and Mental Disease,* 175, 233-235.
220) Kramer, B. A. (1990). Maintenance electroconvulsive therapy in clinical practice. *Convulsive Therapy,* 6, 279–286.
221) Kramer, B. A. (1999). Use of ECT in California, revisited, 1984–1994. *The Journal of ECT,* 15, 245–251.
222) Kramp, P., & Bolwig, T. G. (1981). Electroconvulsive therapy in acute delirious states. *Comprehensive Psychiatry,* 22, 368-371.
223) Krauthammer, C. (2002, March 15) Not guilty, insane. *Washington Post,* A23.
224) Kroessler, D. (1985). Relative efficacy rates for therapies of delusional depression. *Convulsive Therapy,* 1, 173–182.
225) Kronfol, Z., Schlesser, M., & Tsuang, M. T. (1977). Catatonia and systemic lupus erythematosus. *Diseases of the Nervous System,* 38, 729–731.
226) Krystal, A. D., Dean, M. D., Weiner, R. D., Tramontozzi III, L. A., Connor, K. M., Lindahl, V. H., & Massie, R. W. (2000). ECT stimulus intensity, are present ECT devices too limited? *The American Journal of Psychiatry,* 157, 963–967.
227) Krystal, A. D., Watt, B. V., Weiner, R. D., Moore, S., Steffens, D. C., & Lindahl, V. (1998). The use of flumazenil in the anxious and benzodiazepine-dependent ECT patient. *The Journal of ECT,* 14, 5–14.
228) Krystal, A. D., Weiner, R. D., Gassert, D., McCall, W. V., Coffey, C. E., Sibert, T., & Holsinger, T. (1996). The relative ability of three ictal EEG frequency bands to differentiate ECT seizures on the basis of electrode placement, stimulus intensity, and therapeutic response. *Convulsive Therapy,* 12(1), 13-24.
229) Laing, R. (1960). *The divided self.* London: Tavistock Publications Ltd.
230) Laing, R. (1976). *Do you love me?* New York: Pantheon Books.
231) Lambourn, J., & Gill, D. (1978). A controlled comparison of simulated and real ECT. *The British Journal of Psychiatry,* 133, 514–519.
232) Landy, D. A. (1991). Combined use of clozapine and electroconvulsive therapy. *Convulsive Therapy,* 7, 218–221.
233) Langer, G., Neumark, J., Koenig, G., Graf, M., & Schonbeck, G. (1985). Rapid psychotherapeutic effects of anesthesia with isoflurane (ES narcotherapy) in treatment-refractory depressed patients. *Neuropsychobiology,* 14, 118–120.

234) Langer, G., Karazman, R., Neumark, J., Saletu, B., Schonbeck, G., Grunberger, J., Dittrich, R., Petriceck, W., Hoffman, P., Linzmayer, L., Anderer, P., & Steinberger, K. (1995). Isoflurane narcotherapy in depressed patients refractory to conventional antidepressant drug treatment. *Neuropsychobiology, 31,* 182–194.
235) Lapid, M. I., Rummans, T. A., Poole, K. L., Pancratz, V. S., Maurer, M. S., Rasmussen, K. G., Philbrick, K. L., & Appelbaum, P. S. (2003). Decisional capacity for severely depressed patients requiring electroconvulsive therapy. *The Journal of ECT, 19,* 67–72.
236) Lask, B., Britten, C., Kroll, L., Magagna, J., & Tranter, M. (1991). Children with pervasive refusal. *Archives of Disease in Childhood, 66,* 866–869.
237) Latey, R. H., & Fahy, T. J. (1986). *Electroconvulsive therapy in the Republic of Ireland 1982.* Galway, Ireland: Galway University Press.
238) Lauritzen, L., Odgaard, K., Clemmesen, L., Lunde, M., Öhrström, J., Black, C., & Bech, P. (1996). Relapse prevention by means of paroxetine in ECT-treated patients with major depression, a comparison with imipramine and placebo in medium-term continuation therapy. *Acta Psychiatrica Scandinavica, 94,* 241–251.
239) Lebensohn, Z. M. (1984). Electroconvulsive therapy. Psychiatry's villain or hero? *The American Journal of Social Psychiatry, 4,* 39–43.
240) Lesser, H. (1983). Consent, competency and ECT. A philosopher's comment. *Journal of Medical Ethics, 9,* 144–145.
241) Levkovitz, Y., Caftori, R., Avital, A., & Richter-Levin, G. (2002). The SSRIs drug fluoxetine, but not the noradrenergic tricyclic drug desipramine improves memory performance during acute major depression. *Brain Research Bulletin, 58,* 345–350.
242) Lisanby, S. H., & Belmaker, R. H. (2000). Animal models of the mechanism of action of repetitive transcranial magnetic stimulation (rTMS). Comparisons with electroconvulsive shock (ECS). *Depression & Anxiety, 12,* 178–187.
243) Lisanby, S. H., Maddox, J. H., Prudic, J., Devanand, D. P., & Sackeim, H. A. (2000). The effects of electroconvulsive therapy on memory for autobiographical and public events. *Archives of General Psychiatry, 57,* 581–590.
244) Lisanby, S. H., Schlaepfer, T. E., Fisch, H. U., Sackeim, H. A. (2001) Magnetic seizure therapy of major depression. *Archives of General Psychiatry, 58,* 303–305.
245) Little, J. D., McFarlande, J., Ducharme, H. M. (2002). ECT use delayed in the presence of comorbid mental retardation. A review of clinical and ethical issues. *The Journal of ECT, 18,* 218–222.
246) Little, J. D., Ungvari, G. S., & McFarlane, J. (2000). Successful ECT in a case of Leonhard's cycloid psychosis. *The Journal of ECT, 16,* 62–67.
247) Mac, D. S., & Pardo, M. P. (1983). Systemic lupus erythematosus and catatonia. A case report. *Journal of Clinical Psychiatry, 44(4),* 155–156.
248) MacDonald, R. P. (1984). Medical, ethical and legal considerations of electroconvulsive therapy. *Osgoode Hall Law Journal, 22,* 683–710.
249) MacQueen, A. R. (2002). Is it ethical to ignore significant mental health problems? *Australian and New Zealand Journal of Psychiatry, 36,* 426–427.
250) MacQueen, G. M., Galway, T. M., Hay, J., Young, L. T., & Joffe, R. T. (2002). Recollection memory deficits in patient with major depressive disorder predicted by past depressions but not current mood state or treatment status. *Psychological Medicine, 32,* 251–258.

251) Madsen, T. M., Treschow, A., Bengzon, J., Bolwig, T. G., Lindvall, O., & Tingström, A. (2000a). Increased neurogenesis in a model of electroconvulsive therapy. *Biological Psychiatry, 47,* 1043-1049.
252) Madsen, T. M., Greisen, M. H., Nielsen, S. M., Bolwig, T. G., & Mikkelsen, J. D. (2000b). Electroconvulsive stimuli enhance both neuropeptide Y receptor Y1 and Y2 messenger RNA expression and levels of binding in the rat hippocampus. *Neuroscience, 98,* 33-39.
253) Maixner, D. F., & Krain, L., (2003, September). Case report. Lupus, catatonia, and medicolegal complexities. Personal communication.
254) Malitz, S., & Sackeim, H. (Eds.) (1986). Electroconvulsive therapy. Clinical and basic research issues. *Ann. NY Acad. Science, 462,* 1-424.
255) Malur, C., Fink, M., & Francis, A. (2000). Can delirium relieve psychosis? *Comprehensive Psychiatry, 41,* 450-453.
256) Mann, J. J., Malme, K. M., Diehl, D. J., Perel, J., Cooper, J. B., & Mintun, M. A. (1996). Demonstration in vivo of reduced serotonin responsivity in the brain of untreated depressed patients. *The American Journal of Psychiatry, 153,* 174-182.
257) Manning, M. (1994). *Undercurrents: A therapist's reckoning with depression.* San Francisco: HarperCollins.
258) Markowitz, J., Brown, R., Sweeney, J., & Mann, J. J. (1987). Reduced length and cost of hospital stay for major depression in patients treated with ECT. *The American Journal of Psychiatry, 144,* 1025-1029.
259) Marneros, A., Pillmann, F., Haring, A., & Balzuweit, S. (2000). Acute and transient psychotic disorders. *Fortschritte der Neurologie-Psychiatrie, 68* [Suppl. 1], S22-S25.
260) Martin, B. A., & Bean, G. J. (1992). Competence to consent to electroconvulsive therapy. *Convulsive Therapy, 8,* 92-102.
261) Matthews, E. (2000). Autonomy and the psychiatric patient. *Applied Philosophy, 17,* 59-70.
262) McCall, W. V., Reboussin, D. M., Weiner, R. D., & Sackeim, H. A. (2000). Titrated moderately suprathreshold vs fixed high-dose right unilateral electroconvulsive therapy. *Archives of General Psychiatry, 57,* 438-444.
263) Medical Research Council. (1965). Clinical trial of the treatment of depressive illness. *Lancet, 1,* 881-886.
264) Meduna, L. (1935). Versuche über die biologische Beeinflussung des Ablaufes der Schizophrenie. I. Campher und Cardiozolkrämpfe. *Z. Neurological Psychiatry, 152,* 235-262.
265) Meduna, L. (1937). *Die Konvulsionstherapie der Schizophrenie.* Halle, Germany: Carl Marhold.
266) Mendels, J. (1965). Electroconvulsive therapy and depression. II. Significance of endogenous and reactive syndromes. *The British Journal of Psychiatry, 111,* 682-686.
267) Mental Health Act Commission. (2001). *Ninth Biennial Report 1999-2001.* London: Stationery Office.
268) Merskey, H. (1999). Ethical aspects of the physical manipulation of the brain. In S. Bloch, P.Chodoff, & S. Green (Eds.). *Psychiatric ethics* (3rd ed.). Oxford: Oxford University Press.

269) Michels, R. (1999, May 6). Are research ethics bad for mental health? *The New England Journal of Medicine, 340,* 1427–1430.
270) Michigan Mental Health Code, Act 258 of 1974. 330.1717, sec. 717.
271) Miller, F. G., & Fins, J. J. (1999). Protecting vulnerable research subjects without unduly constraining neuropsychiatric research. *Archives of General Psychiatry, 56,* 701–702.
272) Morgan, R. F. (1985). *Electric shock.* Toronto, Canada: IPI Publishing Ltd.
273) Moynihan R. (2003). Who pays for the Pizza? Redefining the relationships between doctors and drug companies. 1. Entanglement. *British Medical Journal, 326,* 1189–1192.
274) Mudur, G. (2002). Indian group seeks ban on the use of electroconvulsive therapy without anaesthesia. *British Medical Journal, 324,* 806.
275) Mukherjee, S., Sackeim, H. A., & Schnur, D. B. (1994). Electroconvulsive therapy of acute manic episodes. A review of 50 years' experience. *The American Journal of Psychiatry, 151,* 169–176.
276) Mulsant, B. H., Haskett, R. F., Prudic, J., Thase, M. E., Malone, K. M., Mann, J. J., Pettinati, H. M., & Sackeim, H. A. (1997). Low use of neuroleptic drugs in the treatment of psychotic major depression. *The American Journal of Psychiatry, 154,* 559–561.
277) Murray, C. J. L., & Lopez, A. D. (Eds). (1996). *Global health Statistics. A compendium of incidence, prevalence and mortality estimates for over 200 conditions.* Boston, MA: Harvard University Press.
278) Murray, C. J. L., & Lopez, A. D. (1997a). Global mortality, disability, and the contribution of risk factors. Global Burden of Disease Study. *Lancet, 349,* 1498–1504.
279) Murray, C. J. L., & Lopez, A. D. (1997b). Alternative projections of mortality and disability by cause 1990–2020. Global Burden of Disease Study. *Lancet, 349,* 1436–1442.
280) National Advisory Mental Health Council (2003, January). Insel T. *National Institute of Mental Health Director's Report.*
281) National Board of Health and Social Welfare. (1994). *ECT treatment in psychiatry* [In Swedish with English summary]. Stockholm: Socialstyrelsen.
282) National Commission for the Protection of Human Subjects of Biomedical and Behavioral Research. (1977). *Report and Recommendations.* DHEW Publications (OS) 77–0001. Washington DC: US Government Printing Office, Appendix.
283) National Institute for Clinical Excellence (2003). *Guideline in the use of electroconvulsive therapy.* London: NICE.
284) National Responsibility Board. (1996). A disciplinary case [Swedish]. *HSAN 364/96.*
285) Nobler, M. S., Luber, B., Moeller, J. R., Katzman, G. P., Prudic, J., Devanand, D. P., Dichter, G. S., & Sackeim, H. A. (2000). Quantitative EEG during seizures induced by electroconvulsive therapy. Relations to treatment modality and clinical features. 1. Global analyses. *The Journal of ECT, 16,* 211–228.
286) Nowakowska, E., Chodera, A., & Kus, K. (1996). Anxiolytic and memory improving activity of fluoxetine. *Polish Journal of Pharmacology, 48,* 255–260.
287) Nuland, S. B. (2003). *Lost in America. A journey with my father.* New York: Alfred A. Knopf.

288) O'Connor, M. K., Knapp, R., Husain, M., Rummans, T. A., Petrides, G., Smith, G., Mueller, M., Snyder, K., Bernstein, H., Rush, A. J., Fink, M., & Kellner, C. (2001). The influence of age on the response of patients with major depression to electroconvulsive therapy. *The American Journal of Geriatric Psychiatry, 9,* 382–390.
289) Okasha, A. (2003). The Declaration of Madrid and its implementation. An update [editorial]. *World Psychiatry, 2,* 65–67.
290) Okasha, A., & Tewfik, G. I. (1964). Haloperidol—A controlled clinical trial in chronic disturbed psychotic patients. *The British Journal of Psychiatry, 110,* 56–60.
291) Oldham, J. M., Haimowitz, S., & Delano, S. J. (1999a). Protection of persons with mental disorders from research risk. A response to the report of the National Bioethics Advisory Commission. *Archives of General Psychiatry, 56,* 688–693.
292) Oldham, J. M., Haimowitz, S., & Delano, S. J. (1999b). Reply. *Archives of General Psychiatry, 56,* 703–704.
293) Olfson, M., Marcus, S., Sackeim, H. A., Thompson, J., & Pincus, H. A. (1998). Use of ECT for the inpatient treatment of recurrent major depression. *The American Journal of Psychiatry, 155,* 22–29.
294) O'Malley S. (2004). *Are you there alone?* New York: Simon and Schuster.
295) Oquendo, M., Kamali, M., Ellis, S., Grunebaum, M., Malone, K., Brodsky, B., Sackeim, H., & Mann, J. (2002). Adequacy of antidepressant treatment after discharge and the occurrence of suicidal acts in major depression. A prospective study. *The American Journal of Psychiatry, 159,* 1796–1751.
296) Ottosson, J.-O. (1960). Experimental studies of the mode of action of electroconvulsive therapy. *Acta Psychiatrica Scandinavica* (Suppl. 145), 1–141.
297) Ottosson, J.-O. (1985). Use and misuse of electroconvulsive treatment. *Biological Psychiatry, 20,* 933–946.
298) Ottosson, J.-O. (1970). Influence of age on memory impairment after electroconvulsive therapy. *Acta Psychiatrica Scandinavica* (Suppl. 219), 154–165.
299) Ottosson, J.-O. (1986). Clinical perspectives on mechanism of action. In S. Malitz, H. A. Sackeim, (Eds.). *Electroconvulsive Therapy: Clinical and basic research*
300) *issues. Annals of the New York Academy of Science, 462,* 357–365.
Ottosson, J.-O. (1991). Is unilateral nondominant ECT as efficient as bilateral ECT?
301) A new look at the evidence. *Convulsive Therapy, 7,* 190–200.
Ottosson, J.-O. (1992). Ethics of electroconvulsive therapy. *Convulsive Therapy, 8,* 233–236.
302) Ottosson, J.-O. (1995). Ethical aspects of research and practice of ECT. *Convulsive Therapy, 11,* 288–299.
303) Ottosson, J.-O. (2000). The Declaration of Hawaii and Clarence Blomquist. *Acta Psychiatrica Scandinavica, 101* (Suppl. 399), 16–19.
304) Ottosson, J.-O. (2003). *Psykiatrin i Sverige: Vägval och vägvisare* [Swedish]. Stockholm: Natur och Kultur.
305) Ottosson, J.-O. (2004). *Psykiatri,* 6th ed. [Swedish]. Stockholm: Liber AB.
306) Packman, W. L., Cabot, M. G., & Bongar, B. (1994). Malpractice arising from negligent psychotherapy. Ethical, legal, and clinical implications of *Osheroff v. Chestnut Lodge. Ethics and Behavior, 4,* 175–197.
307) Palmer, R. L. (1981). *Electroconvulsive therapy, an appraisal.* New York: Oxford University Press.

308) Parker, G., Roy, K., Hadzi-Pavlovic, D., & Pedic, F. (1992). Psychotic (delusional) depression. A meta-analysis of physical treatments. *Journal of Affective Disorders, 24,* 17-24.
309) Parry, B. L. (1981). The tragedy of legal impediments involved in obtaining ECT for patients unable to give informed consent. *The American Journal of Psychiatry, 138,* 1128-1129.
310) Pellegrino, E. D. (1998). Emerging ethical issues in palliative care. *JAMA, 279,* 1521-1522.
311) Peralta, V., & Cuesta, M. J. (2003). Cycloid psychosis. A clinical and nosological study. *Psychological Medicine, 33,* 443-453.
312) Perris, C. (1974). A study of cycloid psychoses. *Acta Psychiatrica Scandinavica* (Suppl. 253).
313) Petrides, G., Fink, M., Husain, M. M., Rush, A. J., Knapp, R., Mueller, M., Rummans, T., O'Connor, K., Rasmussen, K., Biggs, M., Bailine, S., & Kellner, C. (2001). ECT remission rates in psychotic versus non-psychotic depressed patients. A report from CORE. *The Journal of ECT, 17,* 244-253.
314) Pfleiderer, B., Michael, N., Erfurth, A., Ohrmann, P., Hohmann, U., Wolgast, M., Fiebich, M., Arolt, V., & Heindel, W. (2003). Effective electroconvulsive therapy reverses glutamate/glutamine deficit in the left anterior cingulum of unipolar depressed patients. *Psychiatry Research, 122,* 185-192.
315) Philpot, M., Treloar, A., Gormley, N., & Gustafson, L. (2002). Barriers to the use of electroconvulsive therapy in the elderly. A European survey. *European Psychiatry, 17,* 41-45.
316) Pillmann, F., Haring, A., Balzuweit, S., Bloink, R., & Marneros, A. (2001). Concordance of acute and transient psychoses and cycloid psychoses. *Psychopathology, 34,* 305-311.
317) Pippard, J. (1992). Audit of electroconvulsive treatment in two National Health Service regions. *British Journal of Psychiatry, 160,* 621-637.
318) Pippard, J., & Ellam, L. (1981). *Electroconvulsive treatment in Great Britain, 1980.* London: Gaskell.
319) Plum, F., Posner, J. B., & Troy, B. (1968). Cerebral metabolic and circulatory responses to induced convulsions in animals. *Archives of Neurology, 18,* 1-13.
320) Porter, R. (2002). *Madness: A brief history.* New York: Oxford University Press.
321) Prudic, J., & Sackeim, H. A. (1999). Electroconvulsive therapy and suicide risk. *The Journal of Clinical Psychiatry, 60* (Suppl. 2), 104-110.
322) Quétel, C. (1990). *History of syphilis.* Translated by J Braddock, & B. Pike. Baltimore, MD: Johns Hopkins Press.
323) Quill, T. E., Dreser, R., & Brock, D. W. (1997). The rule of double effect—a critique of its role in end-of-life decision making. *New England Journal of Medicine, 337,* 1768-1771.
324) Rami-Gonzales, L., Bernardo, M., Boget, T., Salamero, M., Gil-Verona, J. A., & Junque, C. (2001). Subtypes of memory dysfunction associated with ECT. Characteristics and neurobiological bases. *The Journal of ECT, 17,* 129-135.
325) Rasmussen, K. G., & Abrams, R. (1991). Treatment of Parkinson's disease with electroconvulsive therapy. *The Psychiatric Clinics of North America, 14,* 925-933.
326) Rees, L., & Davies, B. (1965). A study of the value of haloperidol in the management and treatment of schizophrenic and manic patients. *International Journal of Neuropsychiatry, 1,* 263-266.

327) Reid, W. H., Keller, S., Leatherman, M., & Mason, M. (1998). ECT in Texas. 19 months of mandatory reporting. *The Journal of Clinical Psychiatry, 59*, 8–13.
328) Reiter-Theil, S. (1992). Autonomy and Beneficence. Ethical issues in electroconvulsive therapy. *Convulsive Therapy, 8*, 237–244.
329) Relman, A. S., & Angell, M. (2002). America's other drug problem. How the drug industry distorts medicine and politics. *New Republic, 227*, 27–41.
330) Relton, H. L. (2003). Patients must be confident that evidence of efficacy is compelling. *British Medical Journal, 327*, 621.
331) Reuters. (2002, March 9). Texas mom insane for two years before crime.
332) Rey, J. M., & Walter, G. (1997). Half a century of ECT use in young people. *The American Journal of Psychiatry, 154*, 595–602.
333) Riker, R. R., Fraser, G. L., & Cox, P. M. (1994). Continuous infusion of haloperidol controls agitation in critically ill patients. *Critical Care Medicine, 22*, 433–440.
334) Roose, S. P., Glassman, A. H., Walsh, B. T., Woodring, S., & Vital-Herne, J. (1983). Depression, delusions, and suicide. *The American Journal of Psychiatry, 140*, 1159–1162.
335) Rose, D., Wykes, T., Leese, M., Bindman, J., & Fleischman, P. (2003). Patients' perspectives on electroconvulsive therapy. Systematic review. *British Medical Journal, 326*, 1363–1367.
336) Rosenbach, M. L., Hermann, R. C., & Dorwart, R. A. (1997). Use of electroconvulsive therapy in the Medicare population between 1987 and 1992. *Psychiatric Services, 48*, 1537–1542.
337) Rosenberg, L. E. (2002). Brainsick. A physician's journey to the brink. *Cerebrum, 4*, 2–10.
338) Roth, M., & Rosie, J. M. (1953). The use of electroplexy in mental disease with clouding of consciousness. *The Journal of Mental Science, 99*, 103–111.
339) Roueché B. (1974, Sept. 9) As empty as Eve. *New Yorker*, 84–100.
340) Royal College of Psychiatrists (1989). *The practical administration of electroconvulsive therapy (ECT)*. London: Gaskell.
341) Royal College of Psychiatrists Special Committee on ECT and the Scottish ECT Audit Network (2003). *Statement on ECT Practice*. http//sean.org.uk/ appraisal.php.
342) Sackeim, H. A. (Ed.). (1989), *Mechanisms of action. Convulsive Therapy, 6*, 207–310.
343) Sackeim, H. A. (1991). Are ECT devices underpowered? *Convulsive Therapy, 7*, 233–236.
344) Sackeim, H. A. (Ed.). (1986). *Electroconvulsive therapy: Clinical and basic research issues*. New York: New York Academy of Sciences.
345) Sackeim, H. A. (2000). Memory and ECT—From polarization to reconciliation. *The Journal of ECT, 16*, 87–96.
346) Sackeim, H. A., Luber, B., Katzman, G. P., Moeller, J. R., Prudic, J., Devanand, D. P. & Nobler, M. S. (1996). The effects of electroconvulsive therapy on quantitative electroencephalograms. Relationship to clinical outcome. *Archives of General Psychiatry, 53*, 814–824.
347) Sackeim, H. A., Prudic, J., Devanand, D. P., Kiersky, J. E. Fitzsimons, L. Moody, B. J. McElhiney, M. C. Coleman, E. A., & Settembrino J. M. (1993). Effects of stimulus intensity and electrode placement on the efficacy and cognitive effects of electroconvulsive therapy. *New England Journal of Medicine, 328*, 839–846.

348) Sackeim, H. A., Prudic, J., Devanand, D. P., Nobler, M. S., Lisanby, S. H., Peyser, S., Fitzsimons, L., Moody, B. J., & Clark, J. (2000). A prospective, randomised, double-blind comparison of bilateral and right unilateral electroconvulsive therapy at different stimulus intensities. *Archives of General Psychiatry, 57,* 425–434.
349) Sackeim, H. A., Haskett, R. F., Mulsant, B. H, Thase, M. E., Mann, J. J., Pettinati, H. M., Greenberg, R. M., Crowe, R. R., Cooper, T. B., & Prudic, J. (2001). Continuation pharmacotherapy in the prevention of relapse following electroconvulsive therapy. A randomized controlled trial. *JAMA, 285,* 1299–1307.
350) Sargant, W., Slater, E., & Dally, P. (1964). *An introduction to physical methods of treatment in psychiatry.* Baltimore, MD: Williams & Wilkins.
351) Say, R. E., & Thomson, R. (2003). The importance of patient preferences in treatment decisions—challenges for doctors. *British Medical Journal, 327,* 542–545.
352) Schachter, S. C., & Schmidt, D. (2001). *Vagus Nerve Stimulation.* London: Martin Dunitz.
353) Schatzberg, A. F. (2003). New approaches to managing psychotic depression. *The Journal of Clinical Psychiatry, 64* (Suppl. 1), 19–23.
354) Schlaepfer, T. E., Kosel, M., & Nemeroff, C. B. (2003). Efficacy of repetitive transcranial magnetic stimulation (rTMS) in the treatment of affective disorders. *Neuropsychopharmacology, 28,* 201–205.
355) Schneider, B., Philipp, M., & Muller, M. J. (2001). Psychopathological predictors of suicide in patients with major depression during a 5-year follow-up. *European Psychiatry, 16,* 283–288.
356) Scottish ECT Audit Network (SEAN). (2002). www.sean.org.uk.
357) Seager, C. P., & Bird, R. L. (1962). Imipramine with electrical treatment in depression: A controlled trial. *The Journal of Mental Science, 108,* 704–707.
358) Selected staff. University of Louisville School of Medicine. (1985). 1,250 electroconvulsive treatments without evidence of brain injury. *The British Journal of Psychiatry, 147,* 203–204.
359) Seneff, M. G., Mathews, R. A. (1995). Use of haloperidol infusions to control delirium in critically ill adults. *Annals of Pharmacotherapy, 29,* 690–693.
360) Shapira, B., Lerer, B., Kindler, S., Lichtenberg, P., Gropp, C., Cooper, T., & Calev, A. (1992). Enhanced serotonergic responsivity following electroconvulsive therapy in patients with major depression. *The British Journal of Psychiatry, 160,* 223–229.
361) Sheline, Y. I., Sanghavi, M., Mintun, M. A., & Gado, M. H. (1999). Depression duration but not age predicts hippocampus volume loss in medically healthy women with recurrent major depression. *Journal of Neuroscience, 19,* 5034–5043.
362) Sherlock, R. (1983). Consent, competency and ECT. Some critical suggestions. *Journal of Medical Ethics, 9,* 141–143.
363) Shorter, E. (1997). *A history of psychiatry, from the era of the asylum to the age of Prozac.* New York: John Wiley & Sons.
364) Shuster, E. (1998). The Nuremberg Code, Hippocratic ethics and human rights. *Lancet 351,* 974–977.
365) Shutts, D. (1982). *Lobotomy. Resort to the knife.* New York: Van Nostrand Reinhold Co.

366) Small, J. G., Klapper, M. H., Kellams, J. J. Miller, M. J., Milstein, V., Sharpley, P. H., & Small, I. F. (1988). Electroconvulsive treatment compared with lithium in the management of manic states. *Archives of General Psychiatry, 45*, 727–732.
367) Small, J. G., Small, I. F., Milstein, V., Kellams, J. J., & Klapper, M. H. (1985). Manic symptoms, an indication for bilateral ECT. *Biological Psychiatry, 20*, 125–134.
368) Somatics, Inc. (1986a). *Informed ECT for health professionals.* Videotape. 24 min. 910 Sherwood Drive, Lake Bluff, IL 60044.
369) Somatics, Inc. (1986b). *Informed ECT for patients and families.* Videotape. 22 min. 910 Sherwood Drive, Lake Bluff, IL 60044.
370) Spiessl, H., Hubner-Liebermann, B., & Cording, C. (2002). Suicidal behaviour of psychiatric in-patients. *Acta Psychiatrica Scandinavica, 106*, 134–138.
371) Squire, L. R., & Chase, P. M. (1975). Memory functions six to nine months after electroconvulsive therapy. *Archives of General Psychiatry 32*, 1557–1564.
372) Steffens, D. C., Krystal, A. D., Sibert, T. E., Moore, S. D., & Weiner, R. D. (1995). Cost effectiveness of maintenance ECT. *Convulsive Therapy, 11*, 283–284.
373) Steir, C. (Ed.). (1978). *Blue Jolts.* Washington DC: New Republic Books.
374) Stone, A. A. (1979). Legal and ethical developments. In L. Bellak (Ed.). *Disorders of the schizophrenic syndrome.* New York, Basic Books, pp. 560–584.
375) Stone, A. A. (1990). Law, science, and psychiatric malpractice, a response to Klerman's indictment of psychoanalytic psychiatry. *The American Journal of Psychiatry, 147*, 419–427.
376) Strachan, J. (2001). Electroconvulsive therapy—Attitudes and practice in New Zealand. *Psychiatric Bulletin, 25*, 467–470.
377) Strömgren, L. S. (1991). Electroconvulsive therapy in the Nordic countries, 1977–1987. *Acta Psychiatrica Scandinavica, 84*, 428–434.
378) Sutherland, E. M., Oliver, J. E., & Knight, D. R. (1969). EEG, memory and confusion in dominant, non-dominant and bi-temporal ECT. *The British Journal of Psychiatry, 115*, 1059–1064.
379) Swartz, C. M., & Inglis, A. E. (1990). Blood pressure reduction with ECT response. *Journal of Clinical Psychiatry, 51*, 414–416.
380) Swedish Parliamentary Priorities Commission. Swedish Government Reports SOU 1995: 5. Stockholm: The Ministry of Health and Social Affairs.
381) Szasz, T. S. (1961). *The myth of mental illness. Foundations of a theory of personal conduct.* New York: Paul B. Hoeber Co.
382) Szasz, T. S. (1963). *Law, liberty, and psychiatry. An inquiry into social uses of mental health practices.* New York: Macmillan.
383) Szasz, T. S. (1965). *The ethics of psychoanalysis. The theory and method of autonomous psychotherapy.* New York: Basic Books.
384) Szasz, T. S. (1977). *The theology of medicine. The political-philosophical foundations of medical ethics.* New York: Harper & Row.
385) Taieb, O., Flament, M. F., Corcos, M., Jeammet, P., Basquin, M., Mazet, P., & Cohen, D. (2001). Electroconvulsive therapy in adolescents with mood disorder. Patients' and parents' attitudes. *Psychiatry Research, 104*, 183–190.
386) Taieb, O., Flament, M. F., Chevret, S., Jeammet, P., Allilaire, J. F., Mazet, P., & Cohen, D. (2002). Clinical relevance of electroconvulsive therapy (ECT) in adolescents with severe mood disorder. Evidence from a follow-up study. *European Psychiatry, 17*, 206–212.

387) Tanney, B. L. (1986). Electroconvulsive therapy and suicide. *Suicide and Life Threatening Behavior, 16*, 116–140.
388) Taylor, P. J. (1983). Consent, competency and ECT. A psychiatrist's view. *Journal of Medical Ethics, 9*, 146–151.
389) Taylor, J. R., Tompkins, R., Demers, R., & Anderson, D. (1982). Electroconvulsive therapy and memory dysfunction. Is there evidence for prolonged defects? [review]. *Biological Psychiatry, 17*, 1169–1193.
390) Taylor, M., Sierles, F. S., & Abrams, R. (1985). *General hospital psychiatry*. New York: Free Press.
391) Tharyan, P., & Adams, C.E. (2002). Electroconvulsive therapy for schizophrenia. *Cochrane Database System Review 2*, CD00076.
392) Thase, M. E. (1999). Redefining antidepressant efficacy toward long-term recovery. *The Journal of Clinical Psychiatry, 60* (Suppl. 6), 15–19.
393) Thase, M. E. (Ed.). (2003a). New approaches to managing difficult-to-treat depressions. *The Journal of Clinical Psychiatry, 64* (Suppl. 1), 1–31.
394) Thase, M. E. (2003b). Effectiveness of antidepressants. Comparative remission rates. *Journal of Clinical Psychiatry, 64* (Suppl. 2), 3–7.
395) Thienhaus, O. J., Margletta, S., & Bennett, J. A. (1990). A study of the clinical efficacy of maintenance ECT. *The Journal of Clinical Psychiatry, 51*, 141–144.
396) Thomas, D. L. L. (1954). Prognosis of treatment with electrical treatment. *British Medical Journal, 2*, 950–954.
397) Thomas M. (1984). *Home from 7-North, A psychological journey*. Roslyn Heights NY: Libra Publishers.
398) Thome, J., Duman, R. S., & Henn, F. A. (2002). Molecular aspects of antidepressive therapy. Transsynaptic effects on signal transduction, gene expression and neuronal plasticity. *Nervenarzt., 73(7)*, 595-599.
399) Thompson, J. W., & Blaine, J. D. (1987). Use of ECT in the United States in 1975 and 1980. *The American Journal of Psychiatry, 144*, 557–562.
400) Thompson, J. W., Weiner, R. D., & Mayers, C. P. (1994). Use of ECT in the United States in 1975, 1980, 1986. *The American Journal of Psychiatry, 151*, 1657–1661.
401) Thuppal, M., & Fink, M. (1999). Electroconvulsive therapy and mental retardation. *The Journal of ECT, 15*, 140–149.
402) UK ECT Review Group (2003). Efficacy and safety of electroconvulsive therapy in depressive disorders. A systematic review and meta-analysis. *Lancet, 361*, 799–808.
403) Ulett, G. A., Smith, K., & Gleser, G. C. (1956). Evaluation of convulsive and subconvulsive shock therapies utilizing a control group. *The American Journal of Psychiatry, 112*, 795–802.
404) United Nations General Assembly. (1948). *Your human rights: The universal declaration of human rights proclaimed by the United Nations, December 10, 1948*. New York: Ellmer Publishers, 1950.
405) United Nations General Assembly. (1991). *Principles for the protection of persons with mental illness and for the improvment of mental health care, December 17, 1991*, A/RES/46/119, http://www.un.org/documents/ga/res/46/a46r119.htm

406) Vaeth, J. M. (Ed.). (1979). *Combined effects of chemotherapy and radiotherapy on normal tissue tolerance*. Basel: Karger.
407) Valenstein, E. S. (1980). *The psychosurgery debate: Scientific, legal, and ethical perspectives*. San Francisco: W.H. Freeman & Co.
408) Valenstein, E. S. (1986). *Great and desperate cures: The rise and decline of psychosurgery and other radical treatments for mental illness*. New York: Basic Books.
409) Van Atta, W. (1961). *Shock treatment*. Garden City, NY: Doubleday & Co.
410) van der Wurff, Stek, H.L., Hoogendåjk, W.J.G., Beerman A.T.F. (2004). Discrepancy between opinion and attitude on use of ECT by old age psychiatrists. *The Journal of ECT, 20*, 37–41
411) van Houtte, P., Klastersky, J., & Rocmans, P. (Eds.). (1999). *Progress and perspective in the treatment of lung cancer*. Berlin: Springer Verlag.
412) van Waarde, J. A., Stolker, J. J., Vander Mask, R. C. (2001). ECT in mental retardation: A review. *The Journal of ECT., 17*, 236–243.
413) Volavka, J., Feldstein, S., Abrams, R., & Fink, M. (1972). EEG and clinical change after bilateral and unilateral electroconvulsive therapy. *Electroencephalogr Clin Neurophysiology, 32*, 631–639.
414) Vonnegut M. (1975). *The Eden express*. New York: Praeger.
415) Walter, G., & Rey, J. M. (1997). Epidemiological study of the use of ECT in adolescents. *Journal of the American Academy of Child and Adolescent Psychiatry, 36*, 809–815.
416) Walter, G., Rey, J. M., & Starling, J. (1997). Experience, knowledge and attitudes of child psychiatrists about ECT in the young. *Australian and New Zealand Journal of Psychiatry, 31*, 676–681.
417) Walter, G., Koster, K., & Rey, J. M. (1999). ECT in adolescents, experience, knowledge and attitudes of recipients. *Journal of the American Academy of Child and Adolescent Psychiatry, 38*, 594–599.
418) Weeks, D., Freeman, C. P. L., & Kendell, R. E. (1980). ECT. III. Enduring cognitive deficits? *The British Journal of Psychiatry, 137*, 26–37.
419) Wennström, M., Hellsten, J. & Tingström, A. (2004). Electroconvulsive seizures induce proliferation of NG2-expressing glia cells in adult rat amygdala. *Biological Psychiatry, 55*, 464–471.
420) West, E. D. (1981). Electric convulsion therapy in depression: A double-blind controlled trial. *British Medical Journal, 282*, 355–357.
421) Wheeler Vega, J. A., Mortimer, A. M., & Tyson, P. J. (2000). Somatic treatment of psychotic depression. Review and recommendations for practice. *Journal of Clinical Psychopharmacology, 20*, 504–519.
422) Wood, D. A., & Burgess, P. M. (2003). Epidemiological analysis of electroconvulsive therapy in Victoria, Australia. *Australian and New Zealand Journal of Psychiatry, 37*, 307–311.
423) World Health Organization. (1996). *Mental health law. Ten basic principles*. Geneva.
424) World Medical Association. (2000). *Declaration of Helsinki*. France: Ferney-Voltaire Cedex.
425) World Medical Association. (2002). Declaration of Helsinki, ethical principles for medical research involving human subjects. Latest revision Edinburgh Scotland, note of clarification Washington, D.C. 2002. www.wma.net.

426) World Psychiatric Association. (1978). Declaration of Hawaii. *Journal of Medical Ethics 4*, 71–73.
427) World Psychiatric Association. (2003). www.wpanet.org.
428) Wyden, P. (1998). *Conquering schizophrenia: A father, his son and the medical breakthrough*. New York: Alfred A Knopf.
429) Yardley, J. (2002). Friends and family ask jury to spare Texas mother's life. Letters. *New York Times*, March 14.
430) Zinkler, M., & Priebe, S. (2002). Detention of the mentally ill in Europe—A review. *Acta Psychiatrica Scandinavica, 106*, 3–8.
431) Ziskind, E., Sommerfeld-Ziskind, E., & Ziskind, L. (1945). Metrazol and electroconvulsive therapy of the affective psychoses. *Archives of Neurology and Psychiatry, 53*, 212–217.

訳者あとがき

　監訳者が精神科初期研修医を始めた1980年代が終わる頃は，まだ筋弛緩薬を用いない非修正型ECTが日本での主流であった。しかし，当時の都立広尾病院神経科では，日常的に筋弛緩薬を用いた全身麻酔下での修正型ECTを行っていた。その陣頭指揮をしていたのが，日本で初めて修正型ECTを行った故島薗安雄先生門下の守屋裕文先生である。守屋先生はまた，総合病院における精神科のフロンティアであり，他の科と肩を並べた医療を提供することに全精力を傾けていた。そのような状況で，守屋先生は，ECTにおけるインフォームド・コンセントについての必要性を強く訴えておられた。それでも当時はまだ，精神疾患や精神科医療に対する偏見は現在に比べてはるかに大きく，ECTに対するご家族の反応も「電気ショックをするんですか！」と驚かれることがしばしばだった。患者さんへは「睡眠治療」と説明し，病棟のベッドの上でチオペンタールを使って眠ってもらい，その間に手術室に運んでECTを行うことが多かった。

　現在では，ECTの説明にそこまで反応する患者さんやご家族は少なくなり，逆に「早く良くなるならぜひお願いします」といわれることのほうが多いし，他の患者さんに勧められたと「ECTをしてください」とお願いされることも少なくない。以前に比べてECTのインフォームド・コンセントは容易になったといってよいだろう。このような傾向は，精神科医療に対する関心が高まるとともに，偏見が少なくなったということが大きな理由となっている。

　これらはユーザー側の理由だが，守屋先生の調査によれば，当時，ECTのインフォームド・コンセントに対して精神科医を尻込みさせていた理由として，精神科医自身のECTを行うことへの不安や罪悪感などが示されている。非修正型ECTを行い，あの人為的大発作を目にしたことがあるなら，

誰もが共感できるだろう。これら医療者側の心理的負担も，その後の修正型ECTの広まりとパルス波治療器の日本への導入によって，徐々に軽くなっていった。このこともインフォームド・コンセントを容易にしてきている理由の一つであろう。

しかし，逆に容易にインフォームド・コンセントを取得でき，容易にECTをかけることができるようになったからこそ，ECTにおける倫理について，より深く考えていなければならないのではないだろうか。そのようにわれわれは考えた。容易になったがゆえに，より倫理的に困難な例に遭遇することもあるし，倫理的な配慮がないままにECTへと安易に走りすぎることにも危惧を抱いた。

そのようなときに本書と出会い，梶奈美子先生にまとめ役となっていただき，都立豊島病院の熱心な精神科医と研修医で輪読会を行った。本書は，この2人がいなければECTは現在消滅していたであろうというほどの功績を残しているFinkとOttossonが表したものであり，豊富な経験と知識に基づいて，多数の症例をあげて論理的な倫理の考察を行っている。とても実践に即した内容で，われわれの臨床体験を想起させ，輪読会での議論は尽きることがなかった。そして，議論の後には長年未解決であった頭の中の問題が整理されたという心地よさが残った。また，このような作業を通して，ECTに限らず，精神科医療について，さらには医療全体の倫理について考える機会にもなった。

このような体験を他の人にもぜひ伝えたいという気持ちから，星和書店の石澤雄司さんにお願いし，近藤達哉さんにお骨折りをいただき，本書を編むことができた。心より感謝いたします。

精神科医療における倫理の問題は，21世紀を早5年も過ぎた現在にいたっても，多くの問題を抱えたままである。これは，精神疾患の患者の同意能力という困難な問題があることは確かだが，倫理に対する精神科医の意識の問題も大きいと思う。本書によってECTにおける倫理について思いを巡らせ，精神科医療における倫理ついて，考える機会となれば幸いである。

2006年5月

中村　満

索引

A ▶ Z

AETMIS ……………………………17
APA ………………………………14
『Convulsive Therapy』……………15
CTスキャン ………………………81
ECTによる増強効果 ………………63
ECTの過剰使用 ……………………2
ECTの作用機序 …………………68
ECTの不適切な使用 ………………1
FDA …………………………11, 60
『Journal of ECT』…………………15
MAO阻害薬 ………………………52
MRI ………………………………81
NICE ………………………………16
NIH ………………………………14
NIMH ……………………………14
on-off現象 ………………………64
SEAN ……………………………16
WPA ………………………………23

あ

アイスランド ……………………98
悪性緊張病 ………………………64
悪性症候群 …………………6, 64
アセチルコリン …………………68
アメリカ …………………………93
アメリカ医学協会 ………………20
アメリカ食品医薬品局 …………11
アルコール依存症 …………………1
イギリス …………………………97
イギリス精神医学会 ……………14
維持ECT …………………………65
医師－患者関係 …………………47
意思決定能力 ……………………25
イソカルボキサジド ……………52
イソフルレン麻酔 ………………65
イタリア …………………………99
イデオロギー ……………………10
意味記憶 …………………………73
イミプラミン …………52, 58, 65
意欲 ………………………………75
医療の不平等 …………………119
インスリン昏睡療法 …2, 3, 4, 5, 6, 7, 72
インド …………………………101
インフォームド・コンセント …29, 34
うつ病性気分障害 ………………52
運動暴発 ………………………108
エピソード記憶 …………………74
オーストラリア ………………100
オーストリア ……………………99
オランダ …………………………99

か

ガイドライン ……………………16
海馬体積の減少 …………………70
学習 ………………………………75
下垂体 ……………………………69

下垂体ホルモン	69	高電圧群発活動	69
家族からの干渉	119	高熱療法	3
家族の拒否	118	広汎性拒絶症候群	105
片側刺激	66	興奮性神経伝達物質	81
片側性ECT	67, 76	公平な機会の規範	91
カナダ	97	功利主義論	27
カリフォルニア州	95	合理性	83
記憶障害	10, 73	合理的な決断	35
記憶への作用	9	高齢者	102
偽発作	6	国立精神保健研究所	14
逆向性健忘	74	国立保健研究所	13
教育ビデオ	14	国連人権宣言	26
共産主義	10	コスト	22
強制収容施設	87	骨折	72
強制的治療	3, 87	コルチゾール	69
強制入院	3, 21, 23, 47	コンサルテーション・リエゾン	
強迫性障害	1	精神医学	115
恐怖	8		
恐怖と不安	72	**さ**	
筋弛緩薬	72	サイエントロジー教会	11
緊張型統合失調症	63	サイン波電流	74
緊張病	87, 105	サクシニルコリン	72
苦痛	8	三環系抗うつ薬	52
国による評価	15	産後精神病	61
くも膜下出血	73	死	72
グリア細胞の変性と増殖	79	自覚的な記憶障害	76
クロザピン	15, 63	磁気共鳴画像	81
クロルプロマジン	3	磁気刺激	9
継続ECT	17, 65	磁気発作療法	9
継続医学教育	15	自殺	73
継続的治療	65	自殺企図	21
経頭蓋磁気刺激	65	自殺の危険	59
けいれん活動	65	視床下部	69
けいれん療法	3, 6	持続睡眠療法	3
血圧降下	73	実行機能	75
権威主義	84	自伝的な記憶	75
嫌悪感	7	児童	104
顕在記憶	73	自発的な発作	72
抗精神病薬	3	死亡率	72

社会資源	21
社会主義国	28
社会的利益	91
若年者	104
自由主義運動	5
自由主義システム	28
自由主義論	27
集中	75
授乳	61
守秘義務	26
循環型精神病	61, 63
障害調整損失年数	52
ジョージタウン原理	19
書面での同意	85
自律性	19, 23-26
心筋梗塞	73
神経症性うつ病	52
神経伝達物質	68
神経内分泌仮説	69
人種	96
身体拘束	3
スイス	99
錐体外路症状	6
スウェーデン	98
スペイン	99
スロベニア	99
世界保健機構	20
正義	19, 26-28
精神疾患の人々の保護と精神医療の改善についての決議	92
精神病症状	58
精神病性うつ病	57
精神保健システムの展望	21
精神力動仮説	12
青年	104
生物学的年齢	103
生命の危険	38
製薬業界	12, 13
セカンドオピニオン	89
セロトニン	68
善行	19, 20-23
前向性健忘	74, 75
潜在記憶	73
選択的セロトニン再取り込み阻害薬	65
前頭葉手術	6, 7
せん妄性躁病	62
総世界疾病負担	52
躁病	62
躁病性せん妄	62
卒後教育	15

た

退行ECT	2
多重ECT	2
脱施設化	5, 109
ダブルエフェクト・ルール	48
短パルス矩形波電流	74
知覚記憶	74
知的障害	21, 88, 106
遅発性ジスキネジア	6
注意	75
長期化	114
「治療を受ける権利」訴訟	101
鎮静	3, 5
通電エネルギー用量	66
テキサス州	95
手続き記憶	73
てんかん	7
転換性障害	1
電気ショック	8
電気的除細動	55
電気への恐怖	8
電気誘発発作	6, 79
電極配置	66
デンマーク	98
ドイツ	99
同意能力	83
同意能力の検査	41

同意能力の判定基準 ･････････36
同意も拒否もない ･･････････116
統合失調症 ･･･････････････62
ドパミン ････････････････68
トリアージ ･･･････････････21

な

難治性急性精神障害 ･･･････106
入院期間の短縮化 ･････････59
ニュージーランド ････････100
ニューロンの新生 ･････････81
ニューロンの脱落 ･････････79
ニュルンベルグ規約 ･･･････19
人間の尊厳 ･･････････････26
認知症 ･･･････････････････21
認知障害 ･････････････67, 73
脳深部電気刺激法 ････････65
脳損傷 ･･･････････････････79
脳の点状出血 ････････････79
脳波 ･････････････････････68
脳波の徐波化 ････････････69
能力低下調整年数 ････････52
ノルアドレナリン ････････68
ノルウェー ･･････････････98
ノルトリプチリン ････････65

は

パーキンソン障害 ････････64
パターナリズム ･････25, 34, 84
パターナリズム的介入 ････48
発展途上社会 ････････････92
バルビツレート ･･････････64
パロキセチン ････････････65
ハロペリドール ･･･････････6
ハワイ宣言 ･･･････････19, 23
犯罪者 ･･････････････････110
反精神医学 ･･････････････10
非合理性 ････････････････83
非合理的拒否 ･･･････85, 115

非合理的同意 ･･･････85, 117
非合理的決定 ････････････39
非修正型ECT ････････16, 101
ヒステリー ･･･････････････1
非定型抗精神病薬 ････････58
ヒポクラテスの誓い ･･････23
非優位半球 ･･････････････67
費用対効果 ･･････････････59
平等主義論 ･･････････････27
貧困 ･････････････････････96
ファシスト ･･････････････10
フィンランド ････････････98
フェネルジン ････････････52
不快感 ･････････････････ 8
プライバシー ･････････････5
プラセボ ････････････････30
フランス ････････････････99
フルロチル ･･････････････65
分配の不均等 ････････････27
ベルギー ････････････････99
ヘルシンキ宣言 ･･････････19
ヘルシンキ宣言改訂版 ････29
ペンチレンテトラゾール ･65, 72
法的規制 ････････････････42
法的障害 ･･･････････････122
法的制限 ･･･････････････121
ポーランド ･･････････････99
北欧 ･････････････････････98
保護室 ･･･････････････････3
保護者 ･･････････････････29
保持 ･････････････････････75
発作後抑制 ･･････････････69
発作への懸念 ･････････････7
ホルモン ････････････････69
香港 ････････････････････100

ま

マドリード宣言 ･･････ 19, 24
慢性化 ･････････････････114

慢性精神疾患 ･････････････････108
未成年 ･･･････････････････････26
無害性 ････････････････････19, 23
無作為対照試験 ･･････････････30
迷走神経刺激 ････････････････65
メディケア ･････････････22, 27, 94
メディケイド ･･････････････27, 96
妄想型統合失調症 ･･･････････63
もうろう状態 ････････････････73
モノアミン ･･･････････････････68

や

薬物依存 ･･････････････････････1
優先順位 ･････････････････････21
余命損失年数 ･･･････････････51
弱いパターナリズム ････････25

ら

ラトビア ･･････････････････････99
リエゾン・コンサルテーション ･･････35
リチウム ･････････････････････65
両価的 ･･･････････････････････35
両側刺激 ･････････････････････66
両側性ECT ･････････････････67, 76
臨床研究 ･････････････････････29
倫理原則 ･････････････････････19
ルーマニア ･･･････････････････99
冷・熱風呂 ･････････････････････3
暦年齢 ･･････････････････････103
レボドパ ･････････････････････64
ロボトミー ･････････････････････4

著者紹介

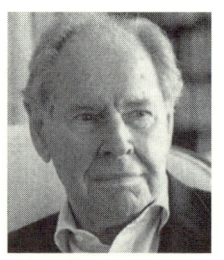

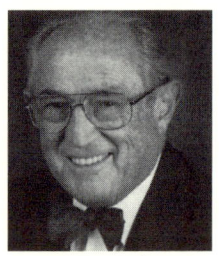

Jan-Otto Ottosson　　　　　Max Fink

Jan-Otto Ottosson M.D., Ph.D.

　Jan-Otto Ottosson M.D., Ph.D.は精神科名誉教授である。1951年に医師となり，1960年にストックホルムのKarolinska Instituteで，医学博士を取得した。1963〜1991年，UmeaとGoteborで精神科教授，大学長を務めた。1983〜1997年，『Acta Psychiatrica Scandinavica』の編集長を務め，季刊誌『Convulsive Therapy』の編集委員であった。

　1989年，彼はGeorgetown大学の生命倫理の集中講義を受け，ECTの倫理観の基礎を築いた。彼は先立って医療に倫理原理を導入する役目を果たし，スウェーデン医療倫理審議会の委員長やGoteborg大学の倫理研究委員会の委員長，ヨーロッパ医療倫理連合のスウェーデン代表，スウェーデン政府の医療倫理委員会の顧問などを務めた。世界精神医学会ではスウェーデン代表として，精神科にとって初めての倫理既定となったハワイ宣言制定に寄与した。スウェーデン議会優先委員会では書記官を務めた。

　彼の臨床精神医学の教科書は，スウェーデンの医学部で幅広く用いられ，1983年の出版以来，増版を重ねている。2003年にはスウェーデンの精神科の歴史書を出版し，1999年，スウェーデン医療技術評議委員会出版の，医師−患者関係を論じた『Scientific Basis of Art of Medicine』も編集した。彼はスウェーデン精神科学会，スウェーデン医師会の名誉委員であり，1987年にはデンマークのPsychiatric Institute in AarhusでErik Stromgren賞を受賞した。

Max Fink M.D.

　Fink医師は1945年，New York大学医学部を卒業し医師となった。1946～1947年，アメリカ軍の従軍医師を務め，1952年には神経内科専門医，1953年に精神分析医，1954年に精神科専門医に認定された。1962年，Washington大学，1966～1972年にはNew York大学医学部で精神科研究教授を任命され，1972年からはStony BrookのSUNYで精神科教授，神経内科名誉教授を務めている。1997年からはAlbert Einstein医学部，LIJ-Hillside医療センターにも勤務している。

　彼のECT研究は，1952年，Hillside病院で始まり，ECT効果の予測因子，脳波と発語への影響，効果発現機序の仮定，効果的治療などに関して，幅広く論文を発表している。1972年にはDr. Seymour KetyとDr. James McGaughとともに，NIMH後援のもと，けいれん療法の生物学学会を開催し，1974年『Psychobiology of Convulsive Therapy』の発刊につながった。1979年には教科書『Convulsive Therapy: Theory and Practice』（Raven出版）を出版した。

　1985年に季刊誌『Convulsive Therapy』（現在は『Journal of ECT』に改名）を発刊。

　1975～1978年，1987～1990年にはアメリカ精神医学会の電気けいれん療法の組織委員を務めた。1995～1996年，けいれん療法学会の救急ECT組織委員長を務めた。1999年には一般書『Electroshock: Restoring The Mind』（Oxford大学出版，NY）を出版し，2002年には文庫本として再出版された。

　1956年，Elecroshock Research Association賞，1958年，Society of Biological PsychiatryのA. E. Bennett賞，1979年，うつ病に対するAnna Monika賞，1986年，ハンガリーのNational Institute for Nervous and Mental DiseaseのLaszlo Meduna賞，1988年，Society of Biological PsychiatryのGold Medal賞，1995年，Psychiatric TimesのLifetime Achievement賞など，ECTの作用機序や発展の研究に対して多くの賞与を授与された。

　精神薬理学の分野では，脳波のデジタルコンピューター分析により精神作用薬を分類し，麻薬拮抗薬，大麻の研究に寄与した。

　1997年にはNIMH助成金で，COREとして知られる4病院共同研究グループを組織した。2003年にはMichael A. Taylor教授と共著で『Catatonia: A Clinician's Guide to Diagnosis and Treatment』をCambridge大学出版から出版した。現在はTaylor医師とともに，やはりCambridge大学出版から出版予定の『Melancholia』を執筆中である。

| 分　担 |

まえがき	梶　奈美子（東京都立豊島病院　神経科）
はじめに	梶　奈美子（東京都立豊島病院　神経科）
第 1 章	梶　奈美子（東京都立豊島病院　神経科）
第 2 章	佐藤　潤子（東京医科歯科大学大学院医歯学総合研究科
	認知行動医学系精神行動医科学分野）
第 3 章	町田なな子（東京都立老人医療センター　精神科）
第 4 章	櫛笥幸樹子（川崎市立多摩病院　総合診療科）
第 5 章	西垣　志帆（東京武蔵野病院　神経科）
第 6 章	斉藤　尚大（東京都立豊島病院　神経科）
第 7 章	斉藤　尚大（東京都立豊島病院　神経科）
	反町佳穂子（東京都立豊島病院　神経科）
第 8 章	渡　　路子（厚生労働省）
第 9 章	竹澤　健司（東京都立豊島病院　神経科）
著者略歴	梶　奈美子（東京都立豊島病院　神経科）

| 訳・監訳 |

中村　満（なかむら　みつる）

1964年，東京生まれ。1989年，大阪市立大学医学部を卒業し，同年東京都立広尾病院にて臨床研修を行い，翌年から同院神経科で勤務する。以後，山本病院，東京医科歯科大学附属病院，都立荏原病院などを経て，2002年から現在の都立豊島病院神経科に勤務している。

専門領域　リエゾン精神医学，精神科救急，ＥＣＴ，精神生理学など
日本総合病院精神医学会評議員，教育研究委員会・ＥＣＴ委員会委員

著作（分担）　EBM精神疾患の治療2006-2007（中外医薬社），事例にみるうつ病の理解とケア（精神看護出版），心因性疼痛の診断と治療　痛み行動の理解のために（医書出版部），など

翻訳　電気けいれん療法第4版（へるす出版），APAタスクフォースレポートECT実践ガイド（医学書院），MGH総合病院精神医学マニュアル（メディカルサイエンスインターナショナル）

電気けいれん療法の実践的倫理

2006年5月11日　初版第1刷発行

訳・監訳　中村　　満
発行者　　石澤雄司
発行所　㈱　星和書店

　　　東京都杉並区上高井戸1-2-5　〒168-0074
　　　電話　03（3329）0031（営業）／03（3329）0033（編集）
　　　FAX　03（5374）7186
　　　http://www.seiwa-pb.co.jp

©2006　星和書店　　　　Printed in Japan　　　　ISBN4-7911-0602-4

書名	著者	仕様
ETCハンドブック	C.H.Kellner、他著 澤 監訳 扇谷、他訳	四六変形 （縦18.8cm×横12.0cm） 120p 2,400円
せん妄の治療指針 日本総合病院精神医学会治療指針1	薬物療法検討小委員会 （委員長：八田耕太郎）編	四六変形 （縦18.8cm×横11.2cm） 68p 1,500円
神経筋電気診断の実際	園生雅弘、 馬場正之 編	B5判 212p 4,300円
そこが知りたい 精神科薬物療法Q&A	染谷俊幸、下田和孝、 渡部雄一郎 編	B5判 380p 4,800円
わかりやすい 子どもの精神科薬物療法 ガイドブック	ウィレンズ 著 岡田俊 監訳・監修・訳 大村正樹 訳	A5判 456p 3,500円

発行：星和書店　　http://www.seiwa-pb.co.jp　　価格は本体（税別）です

ニューロフィードバック
シンフォニー イン ザ ブレイン

ジム・ロビンス 著
竹内伸 監訳
竹内泰之 訳

四六判
352p
2,400円

新版 脳波の旅への誘い
楽しく学べる
わかりやすい脳波入門　第2版

市川忠彦 著

四六判
260p
2,800円

脳波レポートの読み方
所見・判定の背後にある事実を想起する

齋藤正範 著

B5判
152p
3,800円

薬物脳波学の進歩

Krijzer,
Herrmann 編
山寺、木下、千葉
監訳

B5判
278p
5,800円

脳卒中における臨床神経精神医学
脳血管障害後の認知・行動・情動の障害

R.G.Robinson 著
遠藤俊吉、
木村真人 監訳

A5判
532p
5,800円

発行：星和書店　http://www.seiwa-pb.co.jp　価格は本体（税別）です

抗うつ薬理解のエッセンス	Mike Briley 著 望月大介 訳	四六変形 (縦18.8cm×横11.2cm) 92p 1,800円
メラトニン研究の最近の進歩	三池輝久、 山寺博史 監修	A5判 268p 4,500円
絵とき精神医学の歴史	マッセ、ジャッカル、 シアルディ 著 岡本、和田 訳	B5判 120p 2,600円
精神病治療の開発思想史 ネオヒポクラティズムの系譜	八木剛平、田辺英 著	四六判 296p 2,800円
こころの病に効く薬 ―脳と心をつなぐメカニズム入門―	渡辺雅幸 著	四六判 248p 2,300円

発行：星和書店　http://www.seiwa-pb.co.jp　価格は本体(税別)です